Habilidades de comunicación en la formación médica contemporánea

Colección
Educación en Salud
Facultad de Medicina
Universidad de los Andes

Habilidades de comunicación en la formación médica contemporánea

Una experiencia pedagógica

Elena María Trujillo Maza
Daniel Enrique Suárez Acevedo
(edición académica y compilación)

Colección
Educación en Salud
Facultad de Medicina
Universidad de los Andes

Habilidades de comunicación en la formación médica contemporánea. Una experiencia pedagógica / Elena María Trujillo Maza, Daniel Enrique Suárez Acevedo (compiladores).
– Bogotá: Universidad de los Andes, Facultad de Medicina, Ediciones Uniandes, 2019.

192 páginas: ilustraciones; 14 x 21 cm – (Colección Educación en Salud)

Otros autores: María Teresa Gómez Lozano, Natalia Mejía Gaviria, Andrés Sarmiento Rodríguez, Alejandra I. De Zubiría, Juny Montoya Vargas, Aldo Fernando Patiño, Elizabeth Moros Reyes, Lina María Latorre Ayala, Carlos Alberto Uribe, Santiago Martínez Medina.

ISBN 978-958-774-899-4

1. Educación médica 2. Medicina – Enseñanza 3. Comunicación en medicina I. Trujillo Maza, Elena María, compiladora II. Suárez Acevedo, Daniel Enrique, compilador III. Universidad de los Andes (Colombia). Facultad de Medicina.

CDD 610.7 SBUA

Primera edición: noviembre del 2019

Ediciones Uniandes
Calle 19 n.° 3-10, oficina 1401
Bogotá, D. C., Colombia
Teléfono: 3394949, ext. 2133
http://ediciones.uniandes.edu.co
http://ebooks.uniandes.edu.co
infeduni@uniandes.edu.co

ISBN: 978-958-774-899-4
ISBN e-book: 978-958-774-900-7

Asesoría editorial: Adriana Díaz del Castillo y María Fernanda Olarte-Sierra, Ensamble Investigaciones
Corrección de estilo: Diana López de Mesa
Diseño de páginas interiores y de cubierta: Angélica Ramos
Imagen de cubierta: fotografía de Julián Daniel Prieto Velandia

Universidad de los Andes | Vigilada Mineducación
Reconocimiento como Universidad: Decreto 1297 del 30 de mayo de 1964
Reconocimiento de personería jurídica: Resolución 28 del 23 de febrero de 1949, Minjusticia
Acreditación institucional de alta calidad, 10 años: Resolución 582 del 9 de enero del 2015, Mineducación

Contenido

Recursos gráficos

Prólogo

Before you examine the body of a patient,
Be patient to learn his story.
For once you learn his story,
You will also come to know
His body.

Suzy Kassem, "The Maxims of Medicine",
en *Rise Up and Salute the Sun*

Tengo la convicción de que es posible anticipar el éxito de cualquier tratamiento si el paciente y su familia creen en su médico. Esta confianza, entendida como la certidumbre temporal sobre el desenlace de la enfermedad, es el inicio de la curación. La fe en la praxis médica se basa en la conexión personal con el médico, y esta es el resultado de una comunicación efectiva, íntegra y esmerada. Comprender en toda su humanidad al ser emocional que tenemos ante nosotros requiere no solo un conocimiento científico actualizado, sino, sobre todo, cultivar las habilidades de la comunicación.

En los últimos tres lustros la educación médica ha dado un vuelco solamente comparable con la tecnificación de nuestra disciplina. Del modelo tradicional en el que al médico experto por antonomasia se le otorgaban habilidades como maestro y transmisor del conocimiento, hemos pasado a un mundo donde cobra importancia la profesionalización de la docencia médica. En este contexto, Colombia ha dado pasos importantes y este libro, el primero de una nueva colección de nuestra facultad en el ámbito de la educación médica, es uno de ellos. La formación de Elena, como médica familiar complementada con una Maestría en Educación, unida a la experiencia de Daniel, como especialista en Psiquiatría y Epidemiología y magíster en Bioética, son los ingredientes ideales para que *Habilidades de comunicación en la formación médica contemporánea* trascienda la mirada pedagógica y ofrezca un enfoque holístico de lo intangible pero determinante en la relación médico-paciente: la comunicación. Este libro recopila la experiencia de ambos como médicos y profesores y desglosa las claves de una aproximación mucho más humanística con los pacientes, lo que ha contribuido al conocimiento de ellos mismos a lo largo del camino, y sobre el poder terapéutico que confiere la comprensión de la naturaleza humana.

Así, las páginas que siguen le ofrecen al lector las bases para comprender y aplicar una aproximación centrada en el paciente en el quehacer clínico diario, a la vez que orienta a quienes tienen la difícil tarea de enseñar el arte de la comunicación en las ciencias de la salud. El libro contiene no solo una compilación actualizada de temas relacionados con las competencias comunicativas, sino que está enriquecido con la experiencia personal de estudiantes, profesores y egresados a manera de testimonios, así como de reflexiones personales de colaboradores que complementan la temática de forma muy amena. Más allá de ser una obra didáctica, es una lectura obligada para todos los que creemos firmemente en el modelo de atención centrado en el paciente y basamos nuestra labor profesional en la comunicación.

Natalia Mejía Gaviria
Decana, Facultad de Medicina

Introducción

En la educación médica contemporánea se presentan una serie de retos para superar una crisis palpable que ha afectado el prestigio que tradicionalmente la sociedad les ha otorgado a los médicos. Las quejas son frecuentes y nos muestran a un profesional inmerso en un sistema de salud complejo y difícil de asimilar, un universo de nuevos conocimientos y tecnologías abrumadoras que han relegado a un segundo plano la obligación moral de abordar al otro, en este caso al paciente y su familia, con sensibilidad, afecto y compasión.

Aquellos que dedicamos nuestra vida a la educación tenemos entonces que preguntarnos: ¿qué tipo de médico se necesita y queremos formar?, ¿cómo nos imaginamos a ese médico que un día nos ha de atender a nosotros y a nuestras familias? Estas preguntas son el núcleo que fundamenta cualquier estructura curricular que busque modelar a ese grupo de individuos esenciales para la vida humana.

La labor que realiza la Facultad de Medicina de la Universidad de los Andes es el esfuerzo conjunto de dos instituciones reconocidas por su excelencia en Colombia y en América Latina, la Universidad de los Andes y la Fundación Santa Fe de Bogotá. Por tal razón, el espíritu de ambas instituciones debe ser la fuerza que inspira y forma a los profesionales que educamos. En este sentido, los valores uniandinos pueden ser una guía que da norte a nuestro propósito: formar médicos excelentes, íntegros, libres y solidarios.

Nuestros estudiantes deben estar comprometidos con el desarrollo de las capacidades máximas posibles para aportar a la sociedad, lo que implica una disposición permanente para aprender, innovar y mejorar su desempeño profesional. Pero el conocimiento disciplinar en ciencias básicas y clínicas debe ampliarse con una mirada psicosocial, que les permita comprender que la relación entre la salud y la enfermedad es un proceso complejo que integra múltiples variables, las cuales deben tenerse en cuenta para identificar, de una mejor manera, las necesidades de sus pacientes, familias y comunidades.

Esta excelencia no puede ser solamente técnica y científica. Requerimos de un profesional íntegro y recto en cada una de sus actuaciones, que reconozca la dignidad humana y sepa cómo respetarla en su ejercicio profesional. Además, deben tener una verdadera vocación de servicio, lo que implica altruismo y solidaridad, con una mirada empática y compasiva.

Así mismo, nuestros profesionales deben hacer uso de una inteligencia crítica que les permita realizar un ejercicio autónomo pero responsable, para decidir lo que se tiene que hacer. El médico debe ejercer con liderazgo en cualquier escenario de práctica clínica, administrativa, de salud pública, de investigación o docencia, con los más altos estándares de ética y profesionalismo. Más allá de una declaración de principios que con facilidad puede caer en palabras vacías, es fundamental que cada una de estas características forme parte de una serie de competencias que se puedan desarrollar y de una u otra forma aprender, observar y evaluar, durante y después del proceso formativo.

Ahora bien, una herramienta indispensable para el desarrollo de todas las competencias médicas propuestas son las habilidades comunicativas, tema central de este libro, en el que presentamos nuestra experiencia en cuanto a cómo hemos asumido el reto de acompañar a nuestros estudiantes en el mejoramiento de su comunicación, para que logren un ejercicio profesional eficaz y efectivo, pero sobre todo más humano. En este texto queremos dar cuenta de nuestras reflexiones y decisiones sobre qué, en qué momento y cómo enseñar o perfeccionar habilidades comunicativas en la formación médica.

Este es el trabajo de un grupo muy amplio de personas que, a lo largo de los quince años de existencia de la Facultad, han participado en el diseño, alineamiento curricular, desarrollo de estrategias pedagógicas y puesta en escena de los cursos. Este libro recoge la experiencia de profesores de planta; docentes clínicos; decanos de la Facultad; especialistas en medicina familiar, pediatría, psiquiatría, medicina interna, y otros profesionales que nos han apoyado desde otras unidades académicas de la Universidad, como Psicología y Educación. Además, recoge las voces de nuestros alumnos y exalumnos, y de un grupo de profesionales en artes escénicas que han acompañado nuestra labor desde el inicio de los cursos y que han dado vida a pacientes simulados, una de las principales estrategias pedagógicas implementadas para lograr nuestro propósito. Vale la pena resaltar que nuestro trabajo "Habilidades de comunicación en el proceso de la formación médica" fue premiado como estrategia innovadora en el IX Congresso Brasileiro de Medicina de Família e Comunidade, que se llevó a cabo en Fortaleza, Brasil, en el año 2008.

Ahora bien, en el primer capítulo de este libro se presentan las generalidades relacionadas con la formación médica contemporánea, las tendencias en educación médica y, sobre todo, la manera en que estos modelos curriculares permiten el desarrollo de las competencias comunicativas, no solo desde una perspectiva teórica, sino también desde la experiencia del diseño curricular de la Facultad de Medicina.

El segundo capítulo da cuenta de la decisión que hemos tomado de tener como eje unificador para abordar la relación clínica el modelo de atención centrada en la persona, que difiere del modelo biomédico tradicional y desplaza el centro de interés del paciente y la enfermedad a la persona y su condición de salud. Esto implica una mirada amplia biopsicosocial, fundamental para comprender las necesidades de los pacientes, sus familias y del grupo social en general.

Una capacidad esencial e imprescindible para lograr una interacción compasiva, altruista y solidaria es la empatía. Muchos autores la consideran la base de un adecuado desarrollo moral y por ende profesional. En el tercer capítulo se describe cómo la empatía se tiene en cuenta en el proceso formativo de los estudiantes de Medicina y su relación con el desarrollo de competencias comunicativas, emocionales y éticas, para una eficaz y satisfactoria interacción con pacientes, familiares y colegas.

En el cuarto capítulo se muestran los aspectos curriculares y pedagógicos en la enseñanza de las habilidades comunicativas. En este acápite se realiza una aproximación al diseño curricular del pregrado, en particular de los cursos que se centran en las habilidades comunicativas, la investigación que se ha realizado al respecto, su implementación, las estrategias pedagógicas y de evaluación utilizadas, así como los procesos reflexivos y de innovación curricular que se han llevado a cabo.

Como complemento de lo anterior, en el quinto capítulo se presentan las experiencias de integración del desarrollo de habilidades comunicativas en los escenarios clínicos, los retos emprendidos por los especialistas médicos que, aunque les fue enseñado un modelo biomédico en el que las habilidades de comunicación no formaban parte explicita de sus programas, han asumido el reto de enseñar aprendiendo una nueva forma de interacción con pacientes y familias.

Por último, en el sexto capítulo se presentan desde una perspectiva antropológica algunos hallazgos de la investigación “El arte de la palabra en la educación médica: habilidades comunicativas y narrativas en un mundo basado en la evidencia”. Se da cuenta de cómo, por medio de procesos esencialmente comunicativos, en el aprendizaje de la elaboración de las historias clínicas se configura un *ethos* médico y cómo, desde esta labor, médicos y pacientes construyen el diagnóstico, con el cual dan forma a una realidad clínica dependiente no solo del cuerpo y del entorno del paciente, sino de la relación que este establece con su médico.

Con el presente libro invitamos a la reflexión y al diálogo a estudiantes, médicos, educadores y a todos aquellos interesados en la construcción social de un buen médico y de un buen ser humano.

Esperamos que lo disfruten.

Daniel Enrique Suárez Acevedo
y Elena María Trujillo Maza
Bogotá, junio del 2019

Capítulo 1

Competencias comunicativas en la formación médica

María Teresa Gómez Lozano, Natalia Mejía Gaviria, Andrés Sarmiento Rodríguez, Alejandra De Zubiría, Elena María Trujillo Maza y Juny Montoya Vargas

Desde su creación, la Facultad de Medicina de la Universidad de los Andes ha expresado en su misión su compromiso "con la formación de médicos con estructura crítica y ética, privilegiando su excelencia académica, bajo un ambiente de pluralismo, tolerancia y respeto" (según el documento de acreditación de la Facultad de Medicina, 2017). Este compromiso se refleja en un currículo enfocado en el desarrollo de competencias en diferentes áreas de la profesión, dentro del marco sociohumanístico propuesto por la Universidad.

Durante los primeros diez años del programa, el currículo de Medicina estuvo orientado por el modelo de la Universidad de Pennsylvania y sustentado en los requisitos globales mínimos esenciales de la educación médica (*global minimum essential requirements in medical education*) y en consecuencia, estructurado a partir del sistema establecido por el Instituto Internacional para la Educación Médica (International Institute for Medical Education [IIME]). En la actualidad, después de una revisión de los diferentes sistemas de competencias, el comité curricular de la Facultad decidió acoger el sistema propuesto por la Association of American Medical Colleges (AAMC), el cual define *competencia* como una habilidad observable de un profesional de la salud, que integra conocimiento, habilidades, valores y actitudes (Association of American Medical Colleges, 2005; Frank *et al.*, 2010; Trujillo *et al.*, 2015).

En este sistema se definen ocho dominios, entre los cuales uno de ellos se relaciona con el tema central de este libro: destrezas de comunicación y relaciones interpersonales. Obtener estas destrezas requiere, por parte del estudiante, que este se comunique de forma verbal y escrita, de manera oportuna, adecuada y efectiva, con todo el personal del área de la salud, el paciente y la familia. Este dominio implica, además, que el estudiante cuente con las siguientes siete competencias:

1. Se comunica adecuada y oportunamente, con el paciente, la familia y las comunidades.
2. Se comunica adecuada y oportunamente con todo el personal involucrado en el cuidado del paciente.
3. Trabaja efectivamente como miembro o líder de un grupo de cuidado de la salud u otro grupo profesional.
4. Brinda conceptos de manera completa y respetuosa a otros colegas cuando se le solicita.
5. Elabora la historia clínica y otros registros médicos de manera clara, verídica y concreta.
6. Demuestra sensibilidad, honestidad y compasión con relación a los dilemas al final de la vida, eventos adversos, malas noticias y otros temas sensibles.
7. Es consciente de las emociones humanas, las comprende y las considera en el manejo de las relaciones interpersonales.

CASO DE REFLEXIÓN

¿Qué sentido tuvo haber aprendido habilidades de comunicación en la Universidad?

La comunicación lo es todo, hasta el punto que me atrevería a decir que es la herramienta más importante que se debe desarrollar para conseguir el éxito tanto en la vida académica y laboral, como en la vida personal. Por esta razón, no solo es importante que adquiramos habilidades de comunicación en nuestro proceso de formación como profesionales de la salud, sino que debería ser un requisito para todos los que tenemos la fortuna de pasar por un entorno académico.

Para mí, contar con un curso de Habilidades de Comunicación me permitió, en primera instancia, conocer profesores particularmente humanos. En segunda instancia, me llevó a darme cuenta de que es tan relevante conocer la anatomía del corazón como desarrollar las capacidades necesarias para comunicarse con pacientes y pares, y realizar un adecuado ejercicio de la profesión médica. En tercera instancia, me permitió reconocer que esta es un área que debemos desarrollar para cumplir a cabalidad con nuestro papel y compromiso de propender por la salud del paciente y la humanidad.

Es así como tomé la decisión de hacer una maestría en periodismo y combinar este campo con la medicina en pro de una más eficiente y clara difusión de la información y conocimiento a pacientes, más allá del consultorio y a un nivel masivo como los medios de comunicación. Adquirir estas herramientas adicionales de comunicación me ha abierto las puertas de par en par.

La pregunta no debería ser si tiene sentido aprender habilidades de comunicación en la universidad. La pregunta debería ser por qué esta no es una temática transversal en todos los programas académicos, en especial en aquellos relacionados con la salud.

Laura Bernal Villada

- Egresada de la carrera de Medicina en el 2012

La comunicación es un proceso cotidiano, presente en el quehacer del médico no solo en el contexto de la relación con el paciente, la familia y la comunidad, sino también cuando participa en los equipos de trabajo, cuando realiza tareas administrativas y actividades educativas, por lo cual el desarrollo de las competencias comunicativas es un imperativo en la educación médica. Costa *et al.* (2003) confirman esta necesidad al argumentar diferentes razones, entre ellas, la urgencia de generar conciencia acerca de la capacidad que tienen los pacientes de tomar decisiones frente a su salud; las dificultades en la relación entre médico, paciente y comunidad, que se dan debido a que los médicos "no se saben comunicar"; el avance de las tecnologías de la información y de la comunicación, que conduce a que las personas quieren estar cada vez más informadas, y la creciente implementación de los modelos y paradigmas que retoman el esquema biopsicosocial y orientan el cuidado médico hacia la persona.

Así, atendiendo a estas necesidades se han creado programas académicos, tanto en pregrado como en posgrado, orientados al desarrollo de las competencias comunicativas, que han tenido un impacto en la práctica de los estudiantes y en los resultados que obtienen los pacientes atendidos (Aspergren, 1999; Millán *et al.*, 2014; Palés-Argullós *et al.*, 2010).

De acuerdo con lo expresado por diferentes autores, como Aspegren y LØnberg-Madsen, 2005; Bridges, Davidson, Soule, Maki y Tomkowiak, 2011; Moore, Gómez y Kurtz, 2012; Petra-Micu, 2012; Rider, Hinrichs y Lown, 2006; Wouda y Van de Wiel, 2012, estos programas permiten que los estudiantes afiancen sus habilidades básicas de comunicación, relacionadas con el desarrollo de la entrevista, la manera de abordar el diagnóstico y de brindar información a los pacientes, fomentando la integración de conocimientos (ciencias básicas, sociales y clínicas). También han facilitado el aprendizaje de habilidades complejas de comunicación, necesarias para realizar procesos de asesoramiento y orientación en circunstancias en las que se presentan cambios comportamentales, cuando se deben dar malas noticias o manejar situaciones difíciles.

Ahora bien, con relación al efecto en los pacientes atendidos, se ha logrado que tengan un mayor conocimiento de sus problemas de salud, mejor capacidad para tomar decisiones informadas, mejor aceptación del tratamiento, mayores niveles de autocuidado y de satisfacción. Todo ello ha conducido a que haya menores costos, mejor utilización de recursos y una optimización de los resultados en el cuidado de la salud y, por ende, en la calidad de vida de los pacientes (Levinson, Leeser y Epstein, 2010; Moore, Gómez, Kurtz y Vargas, 2010; Petra-Micu, 2012; Rider *et al.*, 2006).

La Facultad ha entendido esta necesidad y por ello ha puesto en marcha una apuesta novedosa para desarrollar las competencias comunicativas, que tiene como base los principios pedagógicos del constructivismo. A partir de ellos y siguiendo experiencias publicadas sobre educación médica se definieron una serie de aspectos curriculares y pedagógicos. Un primer aspecto que se tuvo en cuenta, fue crear espacios que incluyeran diversas posibilidades de interacción social, en los cuales cada estudiante se relaciona con los diferentes actores que conforman la comunidad, con el fin de comprender los aspectos sociales, culturales, económicos y políticos involucrados en el proceso salud-enfermedad (Merzel y D'Afflitti, 2003). También se tuvo en cuenta la creciente tendencia hacia las prácticas médicas basadas en equipos de trabajo y en el enfoque de atención integrada que conduce a que los estudiantes desarrollen habilidades no solo de comunicación en su vida personal y laboral sino de liderazgo, de trabajo en equipo y en colaboración (Bridges, Davidson, Soule, Maki y Tomkowiak, 2011; Clark y Armit, 2010; Hall, 2005).

Otro aspecto importante es el desarrollo de las competencias comunicativas de manera trasversal, en diferentes momentos de la formación y en diversos escenarios, tales como los salones de clase, los laboratorios —incluyendo los de simulación—, los espacios de práctica clínica y las comunidades.

Teniendo en cuenta lo anterior, desde el año 2004 se creó un núcleo curricular enfocado en el desarrollo de la comunicación en los estudiantes de la Facultad de Medicina, que comenzó con el diseño e implementación de dos cursos de concentración en habilidades comunicativas. Hoy en día, el proceso inicia desde la admisión del estudiante, en el cual el aspirante que desea ingresar al pregrado de Medicina no solamente debe demostrar que tiene un desempeño académico sobresaliente, que se establece con la prueba de Estado, sino que además debe contar con características relacionadas con la integridad y el ser social, y aquellas orientadas hacia el perfil profesional del médico. En la entrevista se valoran algunas de las competencias de comunicación, como parte de los atributos deseados. Después de este proceso, desde el inicio de la carrera y en cada semestre se imparte al menos una asignatura en la cual se fomenta y se evalúa la enseñanza de las competencias comunicativas, promoviendo el desarrollo de la empatía, la compasión y el respeto en el acto médico. En la tabla 1.1. se muestra el desarrollo de las competencias comunicativas en los diferentes momentos del currículo.

Tabla 1.1. Desarrollo de competencias comunicativas en el currículo

Semestre	Curso	Aportes al desarrollo de las competencias comunicativas
1	Introducción a la Medicina	El estudiante observa los procesos de comunicación con los pacientes y familias, así como en los equipos de trabajo interdisciplinarios de la salud.
2	Habilidades de Comunicación I	Comprende la teoría de la comunicación humana en el contexto de la relación médico-paciente, con el fin de desarrollar habilidades comunicativas básicas, los usos del lenguaje verbal y no verbal, y las técnicas de entrevista, entre otras.
3	Ética Médica y Profesionalismo I	Conoce los fundamentos básicos de la ética y el profesionalismo médico.

Continúa

3	Ética Médica y Profesionalismo I	Incrementa la capacidad argumentativa. Comprende que el respeto a la dignidad de la persona se da principalmente por medio de actos de comunicación.
3	Principios de Desarrollo Humano	Conoce los hitos del desarrollo en las diferentes etapas del ciclo de la vida, incluido el desarrollo cognoscitivo y del lenguaje. Desarrolla capacidades de trabajo en equipo y escritura de trabajos académicos.
4	Medicina Social	Desarrolla y afianza sus competencias comunicativas en la relación con las comunidades en sus espacios cotidianos, para llevar a cabo actividades de información y educación en salud.
5, 6 y 7	Semiología I y II Sistemas Integradores	Promueve las habilidades de comunicación con el paciente y su familia durante la entrevista con el propósito de elaborar una historia clínica con respeto, sensibilidad, honestidad y compasión.
7 y 8	Sistemas de Salud I y II	Desarrolla habilidades de comunicación para trabajar en equipo, para el liderazgo y la educación para la salud.
7, 8, 9, 10	Cursos de Práctica Clínica	Promueve y afianza el desarrollo de las competencias comunicativas en los escenarios clínicos.
9	Habilidades de Comunicación II	Comprende y lleva a cabo el modelo de entrevista centrado en la persona en el contexto clínico. Desarrolla habilidades comunicativas para informar y educar al paciente acerca de sus problemas y riesgos de salud, así como también para acordar el plan de manejo. Desarrolla habilidades de comunicación complejas, como el abordaje de situaciones difíciles y la aplicación del modelo de entrevista motivacional, para apoyar y orientar al paciente en la modificación de hábitos de vida.
10	Ética Médica y Profesionalismo II	Fortalece la capacidad argumentativa en los procesos de análisis y resolución de dilemas éticos en la práctica médica.
11 y 12	Internado Obligatorio y Selectivo	Promueve y afianza el desarrollo de las competencias comunicativas en la atención clínica de pacientes, familias y grupos interdisciplinarios de trabajo.

“” *Las voces de los egresados*

Mi experiencia en la formación de las habilidades comunicativas en la Facultad de Medicina

Desde el inicio de nuestra formación como médicos uniandinos, nos enseñan que las habilidades de comunicación forman parte de las competencias fundamentales que debemos adquirir. Como estudiantes, muchos dudábamos sobre si podríamos aprender habilidades comunicativas o si, más bien, se trataba de un talento innato o adquirido en la familia, que unos poseían y otros no. Considerábamos que el aprendizaje de la comunicación en el proceso de formación no tenía sentido, ya que parecía más importante adquirir los conocimientos que creíamos que eran los únicos necesarios para ejercer como médicos.

Hoy, desde otra posición y con otra experiencia, puedo concluir que uno de los actos esenciales del quehacer médico es elaborar una historia clínica completa y adecuada, y ello solo es posible sobre la base de las competencias comunicativas. Desde el punto de vista de la práctica profesional a nivel personal, más allá de generar empatía con nuestros pacientes, tener la capacidad de dar malas noticias a los pacientes y a sus familias, obtener consentimientos informados, promover cambios de estilo de vida y lograr que un paciente acoja estos cambios o incluso un tratamiento médico, requiere no solo de gran conocimiento médico, sino también de maestría en las habilidades de comunicación.

Alejandra De Zubiría

▪ Egresada en el 2012, directora de pregrado de la Facultad de Medicina

Un aspecto fundamental para destacar es la estrecha correlación entre el desarrollo de las competencias comunicativas y el desarrollo de las competencias éticas y profesionales. Vale la pena entonces mencionar las competencias que el estudiante debe tener en este ámbito (Association of American Medical Colleges, 2005):

1. Demuestra compasión, integridad y respeto por los demás.
2. Demuestra sensibilidad por la privacidad y autonomía del paciente, respetando las creencias, diversidad cultural, religiosa y de género que puedan existir.
3. Desarrolla una práctica médica interdisciplinaria, honesta, ética y respetuosa.
4. Reconoce su responsabilidad social con el paciente, con sus pares y con la sociedad dentro de su ejercicio profesional.
5. Trabaja con otros profesionales de la salud para establecer y mantener un clima de respeto mutuo, dignidad, diversidad, integridad ética y confianza.
6. Participa de manera activa asumiendo diferentes roles dentro de un equipo interprofesional, enfocados en el mejoramiento del cuidado del paciente, sus familias y comunidades.

En este sentido, los cursos de concentración en habilidades de comunicación hacen parte de un grupo de asignaturas elegidas por la Universidad para el desarrollo de la ética. La estrategia de formación ética en la Universidad de los Andes está a cargo del Centro de Ética Aplicada (CEA), el cual ha diseñado un modelo de enseñanza de la ética como parte del currículo (Davis, 2004) y que se desarrolla mediante cursos denominados épsilon. Estos son espacios para todas las disciplinas y profesiones, cuyo objetivo es la formación ética, para lo cual se desarrolla una secuencia de actividades de enseñanza y aprendizaje, así como actividades de evaluación que dan cuenta de los logros alcanzados.

Los cursos épsilon tienen propósitos de formación ética variados, desde el conocimiento y cuidado de sí mismo, hasta la identificación, análisis y solución de los dilemas propios del ejercicio de la profesión. También utilizan múltiples estrategias de enseñanza y aprendizaje, adecuados para el desarrollo de competencias relacionadas con la sensibilidad moral, la deliberación ética, la motivación y el compromiso con la acción ética (Montoya, 2015). Por otra parte, estudios confirman que los propósitos de formación ética que van más allá del desarrollo de capacidades cognitivas, es decir, más allá del razonamiento moral y la argumentación, se logran solo por medio de experiencias de aprender haciendo, como las que caracterizan el aprendizaje-servicio y, en general, los cursos con un componente práctico (Montoya y Cocomá, 2019).

Este es el caso de las asignaturas Habilidades de Comunicación I y II, de la Facultad de Medicina, las cuales tienen el carácter de cursos épsilon y han estado siempre vinculados al CEA. Desde sus inicios, en el 2014, se han realizado encuestas a los estudiantes para conocer su percepción sobre el aporte que estos cursos tienen en su formación ética, y según las encuestas, entre los aprendizajes que les han aportado los cursos, los más significativos han sido: sensibilizarse hacia los problemas que enfrentan otros; identificar cuál es el servicio que presta o el aporte de su profesión al bienestar de la sociedad; dialogar con otros, escuchar sus posiciones y formular las propias con claridad, firmeza y sin agresión; reflexionar sobre el tipo de profesional que se quiere ser y orientarlo para tomar decisiones al respecto; comprender y valorar las razones por las cuales se actúa en diferentes situaciones; fomentar el respeto a la diversidad; reconocer actitudes excluyentes o discriminatorias, y tomar decisiones o llegar a acuerdos con otros.

También se enuncian otros desempeños que han aportado significativamente a su formación ética, como una actitud de servicio con respecto al aporte de su profesión a la sociedad; comprender las responsabilidades que tienen con ellos mismos y con los otros; fomentar acciones para el cuidado de los otros o para la mejora del entorno; identificar las características y conductas de un profesional ético en su disciplina; identificar y reflexionar sobre los prejuicios o estereotipos que se tienen sobre los demás, e identificar, analizar y valorar los posibles dilemas éticos a los que se enfrenta un profesional en su disciplina.

En resumen, los cursos de Habilidades de Comunicación de la Facultad de Medicina son un excelente ejemplo de la estrategia de formación ética dentro del currículo en la Universidad de los Andes que hemos denominado cursos épsilon.

Las voces de los egresados

Parte de mi trabajo como salubrista consiste en dar clases a estudiantes. Allí también aplico lo que aprendí en estos cursos. Al escuchar sus inquietudes y al tratar de entender un poco más su situación genero empatía con ellos y hace que las cosas sean diferentes.

Ana Paola Ríos Cabra

. Egresada en el 2012

Desde el ámbito de la investigación, que es en el que me desempeño, creo que las habilidades de comunicación me permiten ser un mejor líder: para coordinar personas, sean estudiantes o profesionales, y gestionar los recursos que me asignan. Me ven como un buen líder porque sé comunicarme con los demás.

Juan Sebastián Arias

. Egresado en el 2016

Estoy encaminando mi perfil hacia el sector público y la academia. Siento que uno se vuelve obsesivo con las habilidades de comunicación, busca siempre identificar cuándo las hay y cuándo no en diferentes entornos. Pienso que es una cosa que he podido trasladar a mi trabajo. Por ejemplo, durante el internado tuve contacto con la comunidad. Pude explicarle a una mamá su situación y me tomé el tiempo para darle recomendaciones sobre su alimentación. Siento que el haber realizado cursos sobre habilidades de comunicación tuvo un impacto muy importante en mí. Ahora, en mi rural, tengo que relacionarme con diferentes actores del Distrito, por ejemplo, debo hablar con la referente de seguridad alimentaria y nutricional de una localidad. Pienso que ha sido muy interesante desarrollar las habilidades relacionadas con las entrevistas, más allá del consultorio.

Natalia

- Egresada en el 2019

Logros y desafíos

Al revisar los procesos de enseñanza y aprendizaje de las competencias comunicativas en la Facultad de Medicina se hace evidente la visibilidad y la importancia de estas en la formación de los estudiantes del programa. Durante estos años y gracias a la puesta en marcha de un currículo innovador, los estudiantes han alcanzado el desarrollo de competencias relacionadas con la comunicación efectiva con los pacientes y sus familias, así como con la elaboración y actualización de la historia clínica. También se observan resultados satisfactorios en el aprendizaje de las competencias relacionadas con la capacidad de demostrar sensibilidad, honestidad y compasión en conversaciones difíciles, además de una respuesta humana acorde con las emociones de los pacientes.

Sin embargo, aún se deben enfrentar algunos desafíos para seguir potenciando en el currículo los aprendizajes relacionados con la comunicación, como por ejemplo, alcanzar una mayor articulación entre los cursos de concentración y los espacios de aprendizaje, tanto de ciencias básicas y clínicas, como de salud pública.

Con ello se busca plantear estrategias de aprendizaje y de evaluación que sean rigurosas y sistemáticas, que den cuenta del proceso mediante el cual los estudiantes van alcanzando estas competencias en los diferentes momentos de su formación médica.

Es importante canalizar recursos para reforzar actividades de investigación en educación que conduzcan a profundizar sobre la manera como se enseñan y se aprenden las competencias comunicativas en los diferentes momentos de la trama curricular, y que, en este mismo sentido, nos permita continuar reflexionando sobre los aprendizajes, en un camino de transformación e innovación educativa.

Para terminar, vale la pena mencionar el perfil deseado del médico uniandino, para que esta declaración guíe nuestra labor cotidiana:

> El egresado de Medicina de la Universidad de los Andes es un profesional de la salud que ejerce su vocación de servicio a partir de una comunicación efectiva y respetuosa con sentido crítico, compasivo y empático. Su formación le permite una permanente disposición a aprender, innovar y al mejoramiento continuo personal y de su práctica médica o profesional.
>
> Por sus conocimientos disciplinares básicos, clínicos y sociales, comprende que la relación salud-enfermedad es un proceso continuo. En consecuencia, puede identificar las necesidades de sus pacientes, familias y comunidades, reconocer su contexto y realizar actividades de promoción de la salud y prevención de la enfermedad. Como resultado de una formación flexible, y en el ejercicio de su autonomía y liderazgo, el médico uniandino puede ejercer su profesión en el área clínica, administrativa, de salud pública, de investigación o docencia dentro de los más altos estándares de profesionalismo y ética. (Documento del Comité Curricular frente al proceso de reforma curricular, 2019)

“”

Las voces de los docentes

El tema de la comunicación es un valor agregado de nuestro programa. El estudiante de Los Andes sale preparado para enfrentarse a diferentes tipos de pacientes. Cuando hacemos la retroalimentación con los hospitales con los cuales tenemos convenios asistenciales con docentes, ya sea en Colombia o en el exterior, y preguntamos cómo ven a los estudiantes de Los Andes, siempre sale a flote el hecho de que son individuos respetuosos, muy abierto a escuchar al paciente y que le dan mucha importancia al tema de la comunicación. Eso genera un ambiente de confianza con los pacientes, porque estos se sienten a gusto con una persona que los saluda por su nombre, que les dice "¿En qué le puedo ayudar?". Esto lo tienen en sus consideraciones médicas, además de destacarse por su conocimiento teórico y técnico.

Andrés Sarmiento Rodríguez

- Docente y exdecano de la Facultad de Medicina

Yo trabajo con los estudiantes que hacen rural y déjame decirte que estoy absolutamente feliz. Hay un chico que está en Vaupés, sobre quien estaba un poco insegura porque es muy parco. Pero allá en el pueblo todo el mundo lo ama, me dice la gente que él se sienta, conversa y los mira a los ojos. No es el que despacha la cita y ya. No, él sabe de dónde vienes, quién eres, cómo se llaman los miembros de tu familia, va y busca el medicamento, saluda y acepta las invitaciones. Él logra comunicarse de verdad con la gente.

Las personas en Vaupés me dicen que los egresados de Los Andes son muy buenos médicos, pero que además escuchan, están pendientes, preguntan y se preocupan por la gente. Ellos acá, en la Facultad de Medicina, aprenden eso, a ver a las personas. Comprenden que eso es lo que es ser médico; que no son los veinte minutos de consulta sino la historia de la persona, tratar de ayudarle en serio a la persona, hacer lo que esté al alcance y no quedarse varado en el sistema.

Jovana Ocampo

- Salubrista y docente de la Facultad de Medicina

Los médicos que oyen a sus pacientes, que tratan de interpretar sus temores e inseguridad para calmarlos y que buscan la mejor manera de explicarles y educarlos sobre sus necesidades logran mejores resultados y que los pacientes se comprometan con los tratamientos, además, estos médicos consiguen ser mejor evaluados. Estos atributos no pueden dejarse al azar ni esperar a que el estudiante tenga un profesor que le enseñe con su ejemplo. En nuestra Facultad las habilidades de comunicación no forman parte del currículo oculto, se hacen explícitas, están presentes de forma transversal y son promovidas.

Juan David Hernández

- Docente de Cirugía General de la Facultad de Medicina

El ejercicio de la profesión médica ha cambiado y, en consecuencia, la relación con el paciente, pues el médico pasó de expedir "órdenes" para exámenes y formular medicamentos a entender los síntomas, problemas, sentimientos, necesidades y expectativas del paciente y su familia, para diseñar de acuerdo con ellos, un plan de manejo para la promoción, prevención y cuidado de la salud, con base en la mejor evidencia científica. Esto se realiza por medio de un trabajo coordinado y continuo con los diferentes grupos de edad en un marco de calidad, seguridad y eficiencia. Además, la abundancia y velocidad con que avanza el conocimiento y la tecnología exigen que el médico se mantenga actualizado, que aprenda permanentemente, sintetice, enseñe y aplique los avances en su práctica y en la comunidad en la que se desempeña. Esto hace evidente que la educación médica necesita hacer explícito el aprendizaje de otras competencias adicionales al conocimiento, así como las habilidades clínicas y quirúrgicas, destacando entre ellas el aprendizaje continuo, su aplicación en la práctica y el cuidado del paciente y la comunidad. Para todo ello, el médico debe saber leer, escuchar, hablar, escribir, educar y guiar de manera respetuosa, empática y propositiva al paciente y su familia, a los equipos de trabajo y la comunidad en general, aun en situaciones conflictivas o dolorosas. El médico dejó de trabajar solo, ahora trabaja en conjunto con el paciente y su familia, y en múltiples equipos de atención por medio de los cuales promueve la salud y el bienestar.

Rafael Acero Colmenares

. Internista y neumólogo, docente y director de posgrado de la Facultad de Medicina

Un buen médico es ante todo un buen comunicador, un comunicador verbal, un comunicador escrito y también un comunicador en las formas no verbales. Como la medicina tiene un componente de arte y un componente de relación muy importante, la habilidad de comunicación con las personas, con los colegas y con el equipo de salud es fundamental.

Esos cursos son muy buenos, cuando yo me formé no los teníamos. Hablar de comunicación nos permite hacer sesiones con pacientes simulados o trabajar en la materia de Salud Pública, en la sala situacional, donde los estudiantes deben comunicarse de forma horizontal, no entre alguien que sabe y alguien que no sabe. La comunicación se debe entender como un diálogo de saberes y diálogos de ignorancias. Por eso no hablamos de pacientes sino de personas, de gente que sabe mucho. Los pacientes deben participar del club de revistas, de la ronda, ¿quién sabe más de una enfermedad que el propio paciente? Yo digo que nadie, y por eso la información que poseen es autorizada y válida. Eso implica que el médico deje de considerar que tiene todo el poder y reconozca que no lo sabe todo.

En la salud pública también implica poder hablar de modo horizontal con otras disciplinas, con la comunidad, con los agentes administrativos. La comunicación más difícil es con la comunidad, porque esta sabe lo que quiere y lo que no quiere.

Luis Jorge Hernández

. Docente de Salud Pública de la Facultad de Medicina

Bibliografía

Aspegren, K. (1999). BEME Guide n.º 2. Teaching and learning communication skills in medicine-a review with quality grading of articles. *Medical Teacher, 21*(6), 563-570.

Aspegren, K. y LØnberg-Madsen, P. (2005). Which basic communication skills in medicine are learnt spontaneously and which need to be taught and trained? *Medical Teacher, 27*(6), 539-543.

Association of American Medical Colleges (2005). *Recommendations for Clinical Skills Curricula for Undergraduate Medical Education*. Washington D. C.: Association of American Medical Colleges.

Bridges, D., Davidson, R., Soule, P., Maki, I. y Tomkowiak, J. (2011). Interprofessional collaboration: Three best practice models of interprofessional education. *Medical Education Online, 16*(1), 1-10.

Clark, J. y Armit, K. (2010). Leadership competency for doctors: A framework. *Leadership in Health Services, 23*(2), 115-129.

Costa, X., Carrió, F., Epstein, R., Rubiano, E., Aresté, J. y Martínez-Carretero, J. (2003). Aspectos comunicacionales: El reto de la competencia de la profesión médica. *Atención primaria, 32*(2), 110-117.

Davis, M. (2004). Five finds of ethics across the curriculum: An introduction to four experiments with one kind. *Teaching Ethics*, 1-14. Recuperado de https://is.gd/n80Klm.

Frank, J., Snell, L., Cate, O., Holmboe, E., Carraccio, C., Swing, S. y Harden, R. (2010). Competency-based medical education: Theory to practice. *Medical Teacher, 32*(8), 638-645.

Hall, P. (2005). Interprofessional teamwork: Professional cultures as barriers. *Journal of Interprofessional Care, 19*(sup. 1), 188-196.

Levinson, W., Lesser, C. y Epstein, R. (2010). Developing physician communication skills for patient-centered care. *Health affairs, 29*(7), 1310-1318.

Merzel, C. y D'Afflitti, J. (2003). Reconsidering community-based health promotion: Promise, performance, and potential. *American Journal of Public Health, 93*(4), 557-574.

Millán, J., Palés, J. y Rigual, R. (2014). *Guía para la evaluación de la práctica clínica en las facultades de medicina, instrumentos de evaluación e indicaciones de uso*. Madrid: Unión Editorial.

Montoya, J. (2015) Pedagogía de la ética. *Anamnesis: Revista de Bioética*, (10), 7-16.

Montoya, J. y Cocomá, G. (2019). Enseñanza de la ética en la universidad. En M. Correa, J. Montoya y E. Mealla (eds.), *Ética aplicada: Perspectivas desde Latinoamérica*. Bogotá: Ediciones Uniandes.

Moore, P., Gómez, G. y Kurtz, S. (2012). Comunicación médico-paciente: Una de las competencias básicas pero diferente. *Atención primaria, 44*(6), 358-365.

Moore, P., Gómez, G., Kurtz, S. y Vargas, A. (2010). La comunicación médico paciente: ¿Cuáles son las habilidades efectivas? *Revista médica de Chile, 138*(8), 1047-1054.

Palés-Argullós, J., Nolla-Domenjó, M., Oriol-Bosch, A. y Gual, A. (2010). Proceso de Bolonia (I): Educación orientada a competencias. *Educación médica, 13*(3), 127-135.

Petra-Micu, I. (2012). La enseñanza de la comunicación en medicina. *Investigación en educación médica, 1*(4), 218-224.

Rider, E., Hinrichs, M. y Lown, B. (2006). A model for communication skills assessment across the undergraduate curriculum. *Medical Teacher, 28*(5), e127-e134.

Trujillo, E., Zambrano, Y., Montoya, J., Gómez, M. e Isaza, A. (2015). *Evaluación curricular de la rotación médico-quirúrgica de anestesia en la Facultad de Medicina de la Universidad de los Andes* (tesis inédita de maestría). Universidad de los Andes, Bogotá, Colombia.

Wouda, J. y Van de Wiel, H. (2012). The communication competency of medical students, residents and consultants. *Patient Education and Counseling, 86*(1), 57-62.

Capítulo 2

Atención centrada en la persona: un modelo unificador para la formación médica

Elena María Trujillo Maza y Aldo Fernando Patiño

Introducción

El ejercicio de la práctica clínica en tiempos actuales supone un reto cada vez mayor para el médico clínico, el paciente y el sistema de salud. Durante los últimos años hemos visto el creciente auge de diferentes enfermedades y riesgos para la salud, y los modelos tradicionales de aproximación a los pacientes no nos han permitido alcanzar un impacto significativo para lograr el bienestar y una mejor calidad de vida (Frenk *et al.*, 2010).

Durante la formación médica clásica nos hemos visto enfrentados a un modelo de atención que se centra en la enfermedad, en el conocimiento de la fisiopatología, los signos clínicos y los mejores tratamientos a la luz de la medicina basada en la evidencia. Sin embargo, en el panorama clínico actual surge el enfoque de atención centrado en la persona, que abarca muchos más aspectos que los antes mencionados, en el cual podemos ver de forma holística al paciente en su entorno y en su proceso único de salud-enfermedad. Además, permite ver cómo esos aspectos únicos de la persona son extremadamente relevantes para apoyar transformaciones de vida que nos lleven a tasas de éxito mayores en el manejo y prevención de la enfermedad (Bensing, Verhaak, Van Dulmen y Visser, 2000; Constand, MacDermid, Dal y Law, 2014; Robinson, Callister, Berry y Dearing, 2008; Starfield, 2011; Stewart *et al.*, 2000).

Con esto en mente, en el presente capítulo describiremos los elementos claves que diferencian el modelo de atención centrado en la enfermedad versus el modelo de atención centrado en la persona; profundizaremos también en el contexto histórico en el cual se ha desarrollado este nuevo planteamiento y las ventajas y desventajas de su aplicación en el sistema médico. Además, expondremos las dimensiones de este nuevo modelo de atención y la forma como se ha involucrado y se enseña en el currículo del pregrado de Medicina de la Universidad de los Andes. Finalizaremos con los retos que ha supuesto para los docentes y los mayores logros obtenidos, que se hacen evidentes en las diferentes cohortes de estudiantes y egresados de la universidad.

Aproximación histórica y enfoques

El modelo de atención centrado en la persona se viene implementando en la práctica médica desde la escuela de Cos, en Grecia, en los tiempos de Hipócrates, cuando la escucha cuidadosa, la atención a los aspectos particulares de los enfermos y la compasión eran los aspectos fundamentales que contribuían a la resolución de los problemas de salud (Sacristán, 2013; Stewart *et al.*, 2000). Según Hipócrates: "Es más importante saber qué individuo padece la enfermedad, que saber qué enfermedad está afectando al individuo" (citado en Sacristán, 2013, p. 2).

Más adelante en la historia, algunos médicos como sir William Osler (1849-1919) tuvieron en cuenta algunos aspectos de este modelo de atención y enmarcaron su práctica clínica en el humanismo, lo cual se ve reflejado en su profunda y cuidadosa interacción con los pacientes (Dornan, 2005; Golden, 1992). Según Sacristán, Osler se refería a la medicina como un arte, cuando afirmaba que

> La variabilidad es la ley de la vida, y como no hay dos caras iguales, no hay dos cuerpos iguales, y no hay dos personas que reaccionen y se comporten de la misma manera en las condiciones anormales que conocemos como enfermedades [...]. Si no fuera por la gran variabilidad entre los individuos, la medicina podría ser una ciencia y no un arte. (Sacristán, 2013, p. 463)

A continuación, en la segunda mitad del siglo XX, complejo momento histórico, político y social, surgieron las ciencias de la conducta y la necesidad de buscar una comprensión más holista de los individuos en términos de atención en salud. Esta situación motivó a varios científicos e investigadores, como Carl Rogers y Michael Balint, a buscar y a complementar los modelos de atención, de manera que les permitieran interactuar con los pacientes, con un énfasis en la comprensión de sus circunstancias particulares, como una manera de proveer el cuidado de su salud (De Boer, Delnoij y Rademakers, 2013). Así mismo, George Engel, en 1977, propuso el modelo biopsicosocial, desde las perspectivas filosófica y práctica, en el que se contempla:

> Un punto de vista filosófico del cuidado clínico, como una manera de entender cómo el sufrimiento y la enfermedad son afectados por diversos niveles de organización, desde lo social hasta lo molecular. Un nivel práctico, como una manera de entender la experiencia subjetiva del paciente como contribuyente esencial para

> lograr un diagnóstico acertado, resultados en la salud y en el cuidado humano. (Borrell-Carrió, Suchman y Epstein, 2004, p. 576)

Finalmente, Byrne y Long (citados en Elwyng, Edwards y Kinnersley, 1999; y en Mead y Bower, 2000), en su propuesta de los modelos de decisión compartida resaltaron la importancia de conocer a los pacientes, su experiencia frente a la enfermedad, promover la autonomía y brindar la información necesaria para proveer su cuidado.

La aproximación humanista e integral, así como la utilización de los modelos de decisión compartida para lograr el cuidado de la salud constituyen aportes fundamentales en la construcción, comprensión e implementación del modelo de atención centrado en la persona, en la práctica clínica. Dada su complejidad, no se encuentra una definición única de este modelo, sino diversas aproximaciones, entre las que se destaca la propuesta de McWhinney (citado en Mead y Bower, 2000), quien lo describe como el modelo "en el que el médico trata de entrar en el mundo del paciente, para ver la enfermedad con los ojos del paciente" (p. 1087), mientras que Laine y Davidoff (citados en Mead y Bower, 2000) se refieren al mismo "como un modelo congruente con los deseos, necesidades y preferencias del paciente" (p. 1087).

Por otro lado, Constand, MacDermid, Dal y Law (2014) analizaron la literatura disponible en busca de las características de este modelo y encontraron los siguientes aspectos:

1. *Comunicación efectiva*: entendida como la posibilidad de compartir la información y expresar compasión y sensibilidad con relación a las necesidades del paciente.
2. *Construcción de una relación colaborativa* (en inglés *partnership*): con el paciente y su familia, por un lado, para comprender sus problemas de salud y resolverlos de manera compartida; y por otro lado, con relación al trabajo

interprofesional y en equipo, que se lleva a cabo para la resolución efectiva de problemas y el cuidado de su salud.

3. *Promoción de la salud*: entendida como la búsqueda de las mejores estrategias para promover la salud, mediante un manejo efectivo del paciente, detección de riesgos y seguimiento. También comprende el manejo eficiente de los recursos, acorde con los valores y las necesidades del paciente.

La puesta en marcha de este modelo de atención ha trascendido los espacios de práctica clínica, para proponerse inclusive como un enfoque económico y de política pública. En Irlanda, el Instituto de Investigación Económica y Social (Economic and Social Research Institute [ESRI]) ha estudiado el enfoque económico y ha realizado diferentes investigaciones en la búsqueda de "la satisfacción de las necesidades y preferencias de los pacientes como clientes de los servicios de salud" (Olivares y Valdez-García, 2017, p. 45).

En cuanto al enfoque de política pública, este se ilustra en un ejemplo descrito en el informe *Crossing the Quality Chasm: A New Health System for the 21st Century*, del Instituto de Medicina de los Estados Unidos (Institute of Medicine [IOM]), mediante el cual se buscaba mejorar la calidad de la atención, con la implementación de este modelo, promoviendo una relación médico-paciente "basada en la confianza mutua, la comprensión y el intercambio de conocimientos colectivos" (Morgan y Yoder, 2012, p. 8).

Modelos y paradigmas en la práctica clínica

Si se tienen en cuenta la perspectiva filosófica y las características de este modelo de atención centrado en la persona, se puede afirmar que es radicalmente diferente al modelo de atención biomédico, centrado en la enfermedad. Este fue el arquetipo hegemónico en el siglo XX —todavía presente en los profesionales de la salud—, que fue reforzado por la reforma de la educación médica propuesta por Abraham Flexner en 1910 para Estados Unidos y Canadá. Como consecuencia, el paciente queda reducido a la atención de su enfermedad, así como a la comprensión e interpretación de sus síntomas y sus signos para determinar un diagnóstico y la manera como puede tratarse (Bensing, Verhaak, Van Dulmen y Visser, 2000; Hashim, 2017; Mead y Bower, 2000). Se promueve una interacción unidireccional con el paciente y centrada en el médico, quien tiene el conocimiento acerca de la enfermedad y el poder de decisión sobre el paciente.

En la medicina moderna no solamente se ha sentido la tensión entre el modelo de atención centrado en la persona y el biomédico, sus limitaciones y sus bondades en los diferentes escenarios de atención clínica, sino que también han surgido dos paradigmas estrechamente relacionados: la *medicina basada en la evidencia* (MBE) y *la medicina centrada en el paciente* (MCP). Durante varios años, estos dos paradigmas se han visto como antagónicos. Por una parte, la MBE está orientada hacia la enfermedad y, en este sentido, utiliza los mejores resultados de la investigación clínica, los "estándares de oro" y su efectividad en el manejo de las enfermedades, así como los estudios poblacionales, para tomar las mejores decisiones en la práctica clínica (Sacristán, 2013).

Este modelo es paternalista, centrado en el médico, ya que es quien interpreta la evidencia disponible, sin tener en cuenta la interrelación con el paciente ni la perspectiva del mismo para orientar la consulta y acordar el plan de manejo; de esta manera, el médico es la autoridad. Por otra parte, la MCP le da un gran valor a la observación y, tal como lo mencionamos, la interacción médico-paciente es central; en ella se persigue una relación mutua, horizontal y colaborativa, y se busca la mayor efectividad clínica y los mejores resultados para cada paciente (Sacristán, 2013; Bensing, 2000; Morgan, 2008).

Dos paradigmas que como bien lo menciona Bensing (2000), aunque provienen de contextos y aproximaciones distintas, con el paso del tiempo han encontrado espacios en los cuales pueden complementarse. Esta situación ha llevado a que hoy en día se puedan combinar en la práctica médica, tomando lo mejor de cada una para el beneficio del paciente:

> El médico aporta sus conocimientos y habilidades clínicas a la consulta en términos de técnicas de diagnóstico, comprensión de las causas de la enfermedad, pronóstico, opciones de tratamiento y estrategias preventivas. Y los pacientes aportan su propia experticia, en términos de sus experiencias y explicaciones de su enfermedad, y el conocimiento de sus circunstancias sociales particulares, actitudes ante el riesgo, valores y preferencias. (Morgan, 2008, p. 54)

De esta manera, se logra una consulta orientada hacia el paciente, que incorpora la investigación en la práctica médica, utiliza los recursos disponibles de la MBE, reconoce los beneficios para los pacientes de manera individual, combina los métodos observacionales con los experimentales y promueve un proceso de razonamiento tanto deductivo como hipotético deductivo (Sacristán, 2013).

La combinación de los paradigmas de la MBE y la MCP en la práctica clínica permitió que se retomara y renovara la propuesta inicial de Byrne y Long de 1976, acerca de los modelos de decisión compartida o concertada (véase Elwyn, Edwards y Kinnersley, 1999). Así, el médico con su conocimiento y evidencia médica disponible realiza las observaciones sobre el paciente, a quien también tiene en cuenta desde su experiencia, preferencias y las explicaciones que brinda sobre su enfermedad (Hoffmann, Montori y Del Mar, 2014). Esto ha llevado a que los pacientes tengan un mayor nivel de autonomía, responsabilidad y liderazgo frente al cuidado de su salud (Barry y Edgman-Levitan, 2012; Hoffmann, Montori y Del Mar, 2014; Morgan, 2008).

Un ejemplo de lo anterior es el modelo propuesto por el Instituto de Medicina Funcional (Institute of Functional Medicine). En este se plantea el abordaje del paciente de una forma individualizada, basada en la ciencia, se anima al paciente y a su médico a trabajar juntos en la búsqueda de las causas de la enfermedad y se promueve un estilo de vida saludable. El modelo supone un profundo conocimiento de la genética, la individualidad bioquímica, la historia, preferencias y estilos de vida de la persona, para establecer planes de manejo integrales y logrables, con lo cual se alcanza un mayor compromiso y adherencia al tratamiento (Hu, Lorenc, Kemper, Liu, Adams y Robinson, 2015; Maizes, Rakel y Niemiec, 2009).

“”

Las voces de los egresados

Creo que el enfoque centrado en la persona tiene toda la importancia del mundo. Es muy fácil y tentador como médico de cualquier especialidad resolver el problema inmediato y no necesariamente pensar en todos los factores relacionados con el problema. Pero al final, en un mundo en el cual las enfermedades crónicas y psiquiátricas cada vez desempeñan un papel más importante en términos de morbilidad, buena parte del tratamiento debe estar relacionado con la estructura social y la motivación individual para lograr cambios en los estilos de vida y en los hábitos. Si un médico no entiende esa perspectiva global o no hace un esfuerzo por preguntarse cuál es esa perspectiva, acabará prescribiendo algún remedio, pero a la larga no estará haciendo un trabajo cohesivo, que pueda tener un impacto mayor a largo plazo.

Entonces creo que es extremadamente importante educar a los estudiantes de Medicina desde temprano para que piensen desde esa perspectiva biopsicosocial y formulen diagnósticos a partir de todo lo que involucra un problema médico. De hecho, ahora, en la subespecialidad de Psiquiatría de Niños y Adolescentes, lo que se espera de mí en la consulta con cada paciente que veo es que mi perspectiva del paciente sea biopsicosocial.

Alicia Londoño

- Egresada en el 2013

Hay pacientes que me dicen: "Por favor no me vuelva a mandar con fulanito [otro doctor], yo quiero seguir con usted porque usted sí me oye, usted se toma el tiempo, usted revisa los medicamentos, usted me pregunta cómo estoy". A veces, en el afán del sistema de salud para atender a los pacientes rápido, uno tiene que crear sus propias estrategias para lograr atender al paciente en el tiempo limitado que tiene. Lo que yo hacía era llenar la información básica relacionada con la historia clínica, y luego, durante el examen físico, les preguntaba a los pacientes cómo estaban. Ellos hablaban y solo así se sentían a gusto y bien atendidos. Las habilidades de comunicación nos brindan un método con el que podemos combinar el conocimiento médico con una perspectiva humana. Es abordar al paciente como persona, utilizando un modelo biopsicosocial, pero también basado en la evidencia médica.

Muchos de los médicos que no están formados desde estos lineamientos se van por la vía fácil, que es la que les enseñaron: atender al paciente basado en la evidencia y rápidamente. Esto implica menos esfuerzo para él. Pero el paciente siente que es mejor cuando uno lo aborda de manera integral y se preocupa por él.

Aldo Beltrán

- Egresado en el 2016

En mi trabajo tengo ejemplos claros de situaciones en las que este modelo ayudó a lograr un desenlace favorable. Se presentaron casos puntuales con médicos que tendían a manejar solo las patologías, se restringían a ellas y no veían al paciente de una forma integral, lo cual estaba generando repercusiones directas sobre el desempeño de los pacientes. Cuando nos sentamos a abordar con los médicos ese tema, tuvimos un impacto positivo con relación a su forma de manejar a los pacientes, lo que también se tradujo en una mejoría de los resultados en cuanto a estancia y costos. Recuerdo que como grupo, con mi jefe, destacábamos la necesidad de ir más allá de la enfermedad y buscar siempre un manejo integral, dando prioridad a la calidad de vida del paciente.

Juan Pablo Moreno

. Egresado en el 2018

“”

Las voces de los estudiantes

A mi manera de ver, el médico “técnico” se queda corto. La medicina que no va más allá de la mirada cuantitativa y de las preguntas mecánicas y biológicas olvida lo humano del paciente. Yo me suscribo al modelo de la relación médico-paciente como una reunión entre expertos. El paciente es experto en su vida, en su enfermedad y en su experiencia, y para poder obtener esa información, el médico necesita establecer una muy buena comunicación con el paciente.

Mateo Andrade

. Estudiante de quinto semestre de Medicina

Características y dimensiones del modelo de atención centrado en la persona

Antes de comenzar a describir este modelo, es importante aclarar que aunque la mayoría de los autores se refiere de manera indistinta al modelo de atención centrado en la persona o en el paciente, para nosotros resultan ser dos aproximaciones diferentes, tal como lo menciona Starfield (2011). Mientras que el modelo de atención centrado en el paciente mantiene un lenguaje y una orientación enfocados en la enfermedad y en la atención en las instituciones de salud, el modelo de atención centrado en la persona rompe con ese paradigma y se abre a un cuidado holístico de la salud. En este, los procesos de comunicación son esenciales para construir una relación en la que se conozcan las perspectivas, preocupaciones y creencias del otro y se abran escenarios más allá de los espacios clínicos, en los cuales las actividades de prevención de la enfermedad y promoción de la salud tienen un sentido diferente.

Ahora bien, tomaremos como punto de partida la investigación realizada por Mead y Bower (2000), quienes definieron cinco dimensiones claves del modelo de atención centrada en la persona (véase la figura 2.1).

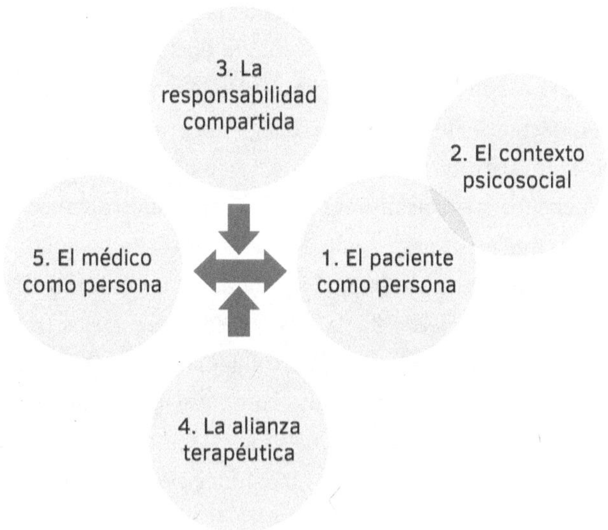

Figura 2.1. Dimensiones del modelo de atención centrado en la persona.
Fuente: elaboración propia con base en Mead y Bower (2000).

A continuación, presentamos un caso real para facilitar la comprensión de las cinco dimensiones del modelo. Este relato lo hace Mónica, madre de Samuel, con respecto a la atención recibida en un servicio de salud[1].

Soy Mónica y, como una de las tantas veces en los últimos tres años, decidí llevar a consulta a mi hijo Samuel. Él fue prematuro y estuvo hospitalizado desde el nacimiento por casi dos meses, porque sus pulmones estaban inmaduros, y después tuvo que recibir oxígeno en casa por otro mes. Luego se recuperó, pero desde entonces he tenido que llevarlo varias veces al servicio de urgencias por problemas respiratorios, quizá más de cinco veces en sus tres años de vida, y aun no entiendo muy bien por qué.

Así que en esta oportunidad tuve que llevar a Samuel al servicio de consulta prioritaria, en horas de la noche, después de salir del trabajo. Recuerdo que me recibió la doctora Ángela Gutiérrez, la noté cansada, pero eso no impidió que extendiera su mano para saludarnos a Samuel y a mí. Luego me preguntó por qué lo había llevado a consulta. Le conté que desde hacía unos días presentaba mucha tos, y en las últimas horas había tenido algunos momentos en los que respiraba rápido. Indagó sobre si había tenido otros síntomas, así como también si asistía al jardín infantil; le conté que sí, que asistía desde hacía seis meses y que varios niños habían estado muy agripados; preguntó si tenía mascotas, le dije que ninguna; inclusive hizo preguntas sobre aspectos relacionados con el ambiente familiar; le dije que todo estaba bien, que vivíamos con Jorge, mi esposo y padre del niño. Indagó sobre si alguno de los dos

1 Los nombres y algunos contextos han sido modificados para garantizar la privacidad y anonimato de los pacientes.

fumaba o si teníamos algún antecedente que considerara importante, le conté que Jorge era fumador.

Luego de ello comenzó a conversar con Samuel, y recuerdo que con una sonrisa le preguntó cómo se sentía; él le respondió que se sentía cansado, pero que no le dolía nada. Luego nos dijo que si lo podía examinar, asentimos y comenzó a examinarlo de manera cuidadosa y respetuosa, explicándonos lo que estaba haciendo y lo que iba encontrando. Samuel estuvo un poco inquieto, pero permitió que le realizaran el examen y no lloró. Cuando finalizó, la doctora me explicó con detenimiento que Samuel tenía asma. Yo me preocupé mucho con ese diagnóstico, pues era la primera vez que me daban ese dictamen; la doctora lo notó y entonces me preguntó que por qué me preocupaba. Le conté que tenía miedo, que me parecía difícil manejar esa enfermedad, que nunca se fuera a curar y que si era posible que se pudiera morir por eso.

Entonces la doctora Ángela me explicó, con paciencia, cuidado y con un lenguaje muy claro, de qué se trataba el asma y cuáles eran los riesgos que tenía. A continuación, me orientó sobre el plan de manejo, en una forma comprensible y clara, y los cuidados que requería. Acordamos también los horarios de la toma de medicamentos e inhaladores de acuerdo con las rutinas de Samuel, inclusive me enseñó a manejar el inhalador y la inhalocámara, lo cual me dio mucha tranquilidad y seguridad de poderlo hacer bien en casa. También me mencionó la importancia de que Jorge dejara de fumar en presencia de Samuel y de que ojalá disminuyera el consumo de cigarrillo. ¡Nunca me habían hecho esta recomendación!

Al final de la consulta me preguntó si había entendido o si tenía alguna inquietud adicional, me indicó los signos de alarma para consultar al servicio de urgencias y nos dio una cita de control para verla en dos días. Luego se despidió de Samuel y de mí. Al final creo que los dos nos sentíamos cansados pero más tranquilos; entendí lo que estaba ocurriendo y cómo manejarlo. Me sentí muy satisfecha con la consulta.

Como aparece en la figura 2.1, *la primera dimensión del modelo implica que el paciente sea entendido como una persona.* En el caso descrito, vemos cómo la doctora establece una relación tanto con Mónica, la madre, como con Samuel; el saludo y la forma en la que se lleva a cabo la entrevista permiten desarrollar un vínculo para explorar no solo los aspectos relacionados con la enfermedad o los riesgos de salud, sino también la experiencia e interpretación que tienen sobre los mismos, sus imaginarios y creencias, así como sus expectativas, miedos y las implicaciones que la enfermedad tiene para su cotidianidad. Este vínculo incrementa la probabilidad de realizar un manejo más efectivo (Balint, 1969; Rogers, 1967).

La segunda dimensión es la perspectiva biopsicosocial, que entiende la salud-enfermedad como un proceso continuo e integral que comprende los aspectos biológicos, psicológicos y sociales, así como sus conexiones e interacciones en los pacientes, de acuerdo con lo planteado por Engel en 1977 (véase De Boer, Delnoij y Rademakers, 2013).

En el desarrollo del caso, además de los síntomas se tiene en cuenta el ambiente en el que el niño se desenvuelve, su asistencia al jardín infantil, la presencia de mascotas y su contexto familiar. El abordaje de esta dimensión permite una mejor comprensión del proceso salud-enfermedad, con los diferentes factores que pueden estar incidiendo en la recurrencia de su enfermedad. Así, por ejemplo, se puede observar que aunque Samuel fue prematuro y tuvo "inmadurez pulmonar", se encuentran otros factores que aumentan el riesgo de padecer problemas respiratorios, como la asistencia al jardín infantil, que incrementa el riesgo de contagio, así como el tabaquismo del padre, factores que deben considerarse en su plan de manejo.

La tercera dimensión es la responsabilidad compartida. Se busca que en la relación entre el médico y el paciente, según lo planteado por Mead y Brower (2000), se dé una participación mutua que permita compartir el poder de las decisiones y responsabilidades, de manera que se faciliten los procesos de información, educación, negociación, concordancia y empoderamiento del paciente, tal como lo vemos en el caso de Mónica y Samuel.

Además, este es el momento de la entrevista en el que el modelo de atención centrado en la persona se enriquece y se complementa con los aportes de la MBE, tanto en el planteamiento del diagnóstico, como en la orientación de los planes de manejo. Así mismo, dependiendo de la situación de salud del paciente, es la oportunidad para que también se lleve a cabo una aproximación basada en el enfoque de riesgos en salud y su manejo desde las estrategias de prevención de la enfermedad y la promoción de la salud.

Durante la consulta de Samuel se exploran los síntomas y el contexto del niño y su familia, se realiza el examen físico y se hace un plan de diagnóstico y manejo. La médica acogió la preocupación de la madre, le informó y le explicó con detenimiento la situación de salud de Samuel y aclaró sus inquietudes. En ese momento se consolida el poder y la responsabilidad compartida con la madre respecto a los problemas y riesgos de salud de Samuel.

Lo anterior da paso a *la alianza terapéutica, la cuarta dimensión del modelo*, que conduce a materializar y poner en marcha el plan de manejo. Esta alianza, propia de una buena relación, facilita la comprensión, adherencia y seguimiento del plan de manejo que ha sido acordado con el paciente. Según el psicoterapeuta Carl Rogers (1967), esta alianza se alcanza gracias a la empatía y la coherencia del médico.

En el caso mencionado, una vez hubo claridad frente al problema de salud de Samuel, la doctora Ángela le informó a Mónica sobre la importancia de realizar el manejo, así como los objetivos a alcanzar. Las recomendaciones y los medicamentos que recibiría y la manera de utilizarlos se acordaron con la madre según las rutinas de Samuel y se aclararon sus dudas.

La quinta dimensión hace alusión a la influencia que tienen las cualidades personales del médico en la relación con el paciente.

El modelo de atención centrado en la persona, de acuerdo con Mead y Bower (2000), "se enmarca en una relación de dos personas en la que el médico y el paciente se influencian de manera continua, y en este contexto, no se pueden considerar de manera separada". A su vez, esta influencia puede facilitar o inhibir el comportamiento y las respuestas del paciente, "de manera que la sensibilidad y la capacidad reflexiva de ambas partes se puede usar con fines terapéuticos" (p. 1091).

En el ejemplo, también es importante ver que la doctora Ángela, quien lleva a cabo de manera exitosa la entrevista y la consulta, se encuentra cansada y aún su turno no ha terminado. Es importante entonces que pueda reflexionar acerca de este y de los otros procesos en los que ha estado involucrada la relación médico-paciente durante la jornada, y en ese sentido busque las mejores estrategias posibles para mantener el balance en el manejo de sus emociones. Debe procurar cuidarse, para que entonces pueda cuidar a otros; en este caso, a los pacientes (Epstein, 2001).

En síntesis, cada una de estas cinco dimensiones se articula y se entrelaza en el desarrollo de la entrevista médica, dando cuenta del modelo de atención que, aunque es complejo, es posible aplicar en los espacios de práctica clínica.

Beneficios y limitaciones del modelo de atención centrado en la persona

Los resultados de las investigaciones que se han realizado acerca de la aplicación del modelo de atención centrado en la persona en los espacios de práctica clínica han demostrado que favorece un mejor cuidado del paciente y de sus condiciones de salud. Esto se debe a que promueve un mejor autocuidado, mayor compromiso y responsabilidad del paciente en su manejo, y por lo tanto, una mayor adherencia al tratamiento. También optimiza la utilización de los recursos del paciente y conduce a una mayor satisfacción en la atención.

Por otro lado, se hacen evidentes algunas limitaciones para su implementación, por ejemplo, relacionados con el nivel de entrenamiento de los médicos en este modelo de atención, la disponibilidad de tiempo, la necesidad de un cuidado continuo y su grado de articulación con el sistema de salud (Bensing, 2000; De Boer, Delnoij y Rademakers, 2013; Epstein y Street, 2011; Hashim, 2017; Levinson, Lesser y Epstein, 2010; Mead y Bower, 2000; Robinson, Callister, Berry y Dearing, 2008; Schmittdiel *et al.*, 2008; Starfield, 2011; Stewart *et al.*, 2000).

También es importante resaltar el impacto que ha tenido la aplicación de este modelo de atención en los profesionales de la salud, en particular en los médicos que realizan prácticas clínicas. Según Beach e Inui (2006), esta ha contribuido de diferentes maneras a su desarrollo, entre ellas, al:

1. *Aumentar su conocimiento*, ya que les ha permitido comprender las perspectivas de otras personas, tanto de los pacientes y sus familias, como de los profesionales de otras disciplinas que conforman los equipos de salud. Con esto, además, se promueve el liderazgo y el trabajo en equipos de salud.
2. *Enriquecer su aproximación filosófica y actitudinal*, ya que han comprendido el valor de tener conciencia de sí mismos, de la interdisciplinaridad y de la responsabilidad compartida en el cuidado del paciente. Esto ha fomentado el respeto mutuo, la confianza y la capacidad de reconciliarse y de prevenir errores.
3. *Potenciar su capacidad para reflexionar* sobre sus necesidades personales y profesionales, así como también continuar aprendiendo de la experiencia personal y de los demás de manera cooperativa.

“” *Las voces de los egresados*

Durante mi rural yo manejaba el programa de enfermos crónicos, el cual tuvo gran acogida y en el cual muchos querían participar, no solo los pacientes sino las familias. Antes habían intentado hacer un programa de pacientes crónicos y no había sido tan exitoso. Me decían: “Usted sí es amable, usted sí nos explica, nos escucha, usted sí sabe sobre los medicamentos y nos pone cuidado al respecto”. Más que afiches o campañas educativas, lo que yo veo que genera cambios es explicarle al paciente, hablarle a él, a sus familiares, y generar una buena relación médico-paciente.

Las familias me decían que el hablar con ellos les había servido para estar más pendientes de sus familiares. A los pacientes hay que motivarlos realmente y explicarles por qué les sirve tomar el medicamento. No se trata solo de “tiene que tomarse los medicamentos o si no se va a morir”. He escuchado muchas veces eso. Cambie el lenguaje y seguramente la persona se va a tomar sus medicamentos. O de pronto, como médico, piense qué cosas están interfiriendo con el hecho de que no se tome los medicamentos, es importante averiguar un poco más allá y no simplemente regañar al paciente.

Ana Paola Ríos Cabra

. Egresada en el 2012

¿Cómo se incorpora este modelo en la formación de los estudiantes de Medicina de la Universidad de los Andes?

El modelo de atención centrado en la persona lo aprenden los estudiantes por etapas, desde el comienzo del proceso de formación médica, en cuatro momentos: en el segundo, cuarto, séptimo y noveno semestre de la carrera de Medicina. Sin embargo, a pesar de que su estudio se realiza en momentos puntuales de la trama curricular, aún continúa siendo un aprendizaje aislado en muchos casos, ya que por diferentes razones no se han podido reforzar e integrar en todos los espacios de práctica clínica, perdiendo la posibilidad de darles continuidad y afianzar este modelo de atención en los estudiantes.

Segundo semestre: curso de Habilidades de Comunicación I

Durante este curso, los estudiantes abordan tres de las dimensiones del modelo de atención: (1) el paciente como persona; (2) la perspectiva biopsicosocial, y (3) el médico como persona. Para ello se utilizan diferentes estrategias pedagógicas, las cuales se describen en detalle en el cuarto capítulo. Cabe resaltar que una de las estrategias más valiosas del curso son las sesiones de simulación con pacientes estandarizados, en las cuales aprenden y aplican sus habilidades comunicativas. Estas son un espacio privilegiado para los estudiantes, ya que les permite aproximarse a la práctica médica y constituyen, además, la primera oportunidad para comenzar a "ser médicos". Allí se ponen en juego no solo sus imaginarios, creencias y perspectivas, sino también algunas de las implicaciones y los significados que tiene asumir el rol de médico desde este modelo de atención.

Cuarto semestre: curso de Medicina Social

En este curso se favorece y se refuerza el aprendizaje de dos de las dimensiones del modelo: (1) el paciente como persona, y (2) la perspectiva biopsicosocial. Ello se logra involucrando a los estudiantes en un proyecto de investigación a partir de un estudio de caso, siguiendo la estrategia pedagógica del aprendizaje basado en problemas, que se organizan por proyectos.

Los estudiantes trabajan en equipos con la orientación de un profesor, y abordan a un grupo de niños vulnerables escolarizados y a sus familias, con base en el modelo ecológico (Crosby, Salazar, DiClemente, 2013). De esta manera, los estudiantes enfocan su estudio de caso sobre el niño como persona, con todos los aspectos que ello involucra, sin realizar una valoración clínica. Además, exploran su contexto psicosocial inmediato: su familia, su colegio y el espacio geográfico que habita (el barrio), con el fin de conocer las interacciones y la influencia que tienen estos factores en su proceso de desarrollo y aprendizaje, así como en sus condiciones de salud. Al final, los estudiantes elaboran un documento que recoge el análisis de la situación del niño y una propuesta de intervención que contribuya con su bienestar y con el mejor aprovechamiento escolar.

“”

Las voces de los egresados

En el curso de Medicina Social teníamos que ir a los colegios y hablar con niños. Recuerdo que en este proceso trabajé el caso de una niña que se ausentaba con frecuencia. Nos sentamos entonces con una compañera a hablar con los familiares, tardamos más de cuarenta minutos hablando con los papás, pero yo sentía que no avanzábamos. Entonces la doctora se sentó y en diez minutos salió toda la problemática familiar que enfrentaban. Lo que nosotros no pudimos en cuarenta minutos, ella lo hizo en diez minutos. Esto refleja la importancia de la experiencia. Ahí me di cuenta de que la aplicación de las habilidades de comunicación es algo tangible. Al verlas en acción uno piensa: "Esto es otro nivel". Ahí entendí de qué se trataba el proceso.

Jonathan Molina

. Egresado en el 2016

Vale la pena mencionar que en este momento los estudiantes tienen un encuentro con un niño sano real y su familia, según los estudiantes "con personas de verdad", lo cual es muy significativo para ellos y tiene un valor especial en su proceso de formación. Además, el acercamiento ocurre en su espacio cotidiano, un colegio distrital, que constituye un espacio extrahospitalario. Esta aproximación motiva diversas reflexiones, ya que suelen considerar que el único espacio en el cual el médico puede promover la salud es en el hospital.

Séptimo semestre: curso de Sistemas Integradores

Durante este curso los estudiantes realizan rotaciones clínicas tanto en pediatría como en medicina interna. En algunas de ellas se hace hincapié en las siguientes dimensiones del modelo de atención: (1) el paciente como persona; (2) la perspectiva biopsicosocial; (3) el poder y la responsabilidad compartida, y (4) la alianza terapéutica.

La estrategia pedagógica que se utiliza es la observación, demostración y realización de entrevista con el paciente para elaborar la historia clínica en los espacios de práctica clínica, bajo supervisión de los profesores. Ello ocurre, por ejemplo, en la rotación de pediatría que realizan los estudiantes en el Centro Médico Ambulatorio de Madrid, Cundinamarca. En este espacio atienden a una población semirrural, con diferentes necesidades de salud, que no solamente se relacionan con la ocurrencia de enfermedades, sino también con la detección oportuna de riesgos en salud y con estrategias de prevención y promoción.

Esta situación hace que los estudiantes tengan que realizar un abordaje integral, con el cual puedan conocer al paciente como persona y explorar su contexto psicosocial, lo que a su vez les ayuda a desarrollar sus habilidades comunicativas. Después acompañan al profesor en el proceso de brindarle información al paciente y buscar alternativas, para llegar a un acuerdo acerca de los problemas y de los riesgos en salud (poder y responsabilidad compartida), que facilite la elaboración y seguimiento de los planes curativos, preventivos y de promoción de la salud (alianza terapéutica). La implementación del modelo no solo se realiza porque los escenarios de práctica clínica facilitan este abordaje, sino, sobre todo, porque los profesores que orientan y supervisan las prácticas han recibido formación en este modelo específico de atención, tal como se relata en el quinto capítulo.

Otro de los espacios en los que también participan los estudiantes es en la rotación de geriatría, en la Fundación Santa Fe de Bogotá. Allí los estudiantes se ven enfrentados a un grupo de pacientes diferentes, ya que en ellos prima el beneficio de la calidad de vida por encima de la perspectiva de vida. Además, las guías de práctica clínica y la evidencia científica son por lo general escasas o nulas en esta especialidad. De esta manera, el estudiante se ve obligado a abordar al paciente y a su familia, conocer de forma integral las condiciones de vida y redes de apoyo, así como las preferencias del paciente en cuanto a sus opciones de tratamiento, intervenciones y voluntades anticipadas. Al tenerlas en cuenta y en concordancia con estas, debe plantear el mejor manejo posible y la manera como se realizará el acompañamiento de forma conjunta con su profesor.

“”

Las voces de los estudiantes

A nosotros nos enseñan a pensar sobre cómo está recibiendo la información el paciente. Nos enseñan a que debemos asegurarnos de que los pacientes entiendan lo que les decimos, no solo acerca del diagnóstico sino también sobre las indicaciones médicas.

Miguel Villarreal

. Estudiante de octavo semestre de Medicina

He entendido la importancia de que le enseñen a uno a manejar una entrevista dependiendo de quién es el interlocutor. Me pasó en la rotación de pediatría, con una abuelita que llevó al nieto, quien no sabía mucho del caso, mientras ella quería contar muchas cosas. Poder hacer una entrevista en la que uno guíe la comunicación y formule ciertas preguntas que conduzcan a conocer información clínicamente relevante, pero que también validen lo que dice el familiar es muy importante.

David Ramírez

. Estudiante de octavo semestre de Medicina

Uno va desarrollando cierto tipo de confianza. Lo vi en pediatría: si uno habla con los padres, ellos sienten que alguien de verdad se está preocupando por su hijo y terminan hablado de más cosas que de pronto no le habían dicho a otro doctor, o profundizan más en ciertos temas, porque ven que uno considera que sus aportes son valiosos.

Sofía Torres

. Estudiante de octavo semestre de Medicina

Noveno semestre: curso de Habilidades de Comunicación II

En este momento los estudiantes están cursando su quinto año de formación médica y durante el desarrollo de esta materia abordan las cinco dimensiones del modelo de atención: (1) el paciente como persona; (2) la perspectiva biopsicosocial; (3) el poder y la responsabilidad compartida; (4) la alianza terapéutica, y (5) el médico como persona (véase también el cuarto capítulo).

El desarrollo de este curso facilita la comprensión y la apropiación del modelo de atención, pues aunque en los cursos anteriores los estudiantes han tenido la oportunidad de observar, aprender y aplicar algunas de sus dimensiones, en general, la exposición al modelo ha ocurrido de manera fragmentada y por lo tanto desarticulada. Ya que durante su formación en los espacios de práctica clínica, los docentes han privilegiado el modelo de atención biomédica. Así, en los diferentes momentos de este curso no solo tienen la posibilidad de realizar un abordaje de los referentes teóricos y de las ventajas y desventajas de su utilización en los escenarios clínicos, sino que también tienen la oportunidad de aplicar y articular las diferentes dimensiones del modelo. Las estrategias pedagógicas incluyen también los procesos de retroalimentación y reflexión frente a su desempeño, y las implicaciones de la puesta en marcha de este modelo de atención, tanto para el paciente como para el médico.

“”

Las voces de los egresados

Durante mi rural viví la cruel realidad por la que transitan la mayoría de los colombianos en cuanto a salud se trata. Creo que no podría describir con palabras lo agradecido que me encuentro de haber podido tomar estos cursos, pues me han ayudado a ver la parte humana de los pacientes, a realmente oírlos y así poder entender lo que necesitan. Por medio de estas clases aprendí el respeto infinito que se le debe tener a una persona que va a su consulta a contarle a uno algo que le aqueja. Ya varios pacientes me han dicho que se sienten felices conmigo porque sonrío, porque se sienten comprendidos y respetados, no como les pasa con otros médicos. Gracias a las habilidades de comunicación que tanto nos inculcaron, hoy me di cuenta de un error que estaba a punto de cometerse con una paciente: por la simple falta de comunicación del médico que la había entrevistado antes, no se había documentado que la paciente estaba embarazada.

Quiero agradecerles y solicitarles a los profesores de la Universidad que sigan realizando esta tarea tan importante, pues no solo se trata de formar médicos, sino personas. Considero que la humanidad es el sello de los médicos uniandinos.

Juan David Lozano R.

. Egresado en el 2014

Retos y aprendizajes

El modelo de atención centrado en la persona es un modelo complejo que cada vez se utiliza con mayor frecuencia en los espacios de práctica clínica. Este puede ser aprendido, potencia el desarrollo de las habilidades comunicativas (tal como se menciona en el cuarto capítulo) y su aplicación tiene diversos beneficios tanto para los pacientes, como para los profesionales de la salud.

El aprendizaje y la aplicación de este modelo en los escenarios de práctica clínica requiere del conocimiento y la comprensión de sus bases conceptuales. Es importante brindar espacios para que los estudiantes puedan aprender sobre el modelo, aplicarlo y apropiárselo, por medio de estrategias pedagógicas, como los juegos de roles, las sesiones de simulación con pacientes estandarizados y la práctica clínica.

Sin embargo, todavía su aplicación resulta un reto, pues la mayoría de los profesores y profesionales de la salud han estado expuestos durante su formación al modelo de atención biomédico. De manera que aprender y aplicar el modelo de atención centrado en la persona, teniendo en cuenta todas sus dimensiones, ha tenido resistencias y ha requerido de un gran esfuerzo.

Para enfrentar esta resistencia se han involucrado a los profesores clínicos en los cursos sobre habilidades comunicativas, en los cuales, además de conocer los referentes teóricos, han participado en actividades prácticas de talleres y consultas simuladas. Estas estrategias han motivado a los profesores, y algunos lo están aplicando en el desarrollo de sus cursos y en los espacios de práctica clínica.

Entonces el reto ahora es llegar a más profesores y espacios de formación, de manera que los estudiantes lo puedan observar, aprender y afianzar durante su proceso educativo. En la actualidad, la Facultad de Medicina de la Universidad de los Andes tiene el propósito de aumentar los espacios de práctica clínica ambulatoria y de atención primaria en salud, para que los estudiantes puedan realizar diversas rotaciones que faciliten el aprendizaje y la puesta en marcha de este modelo de atención. Lo anterior, siempre y cuando los profesores encargados reciban el entrenamiento y el acompañamiento necesarios para alcanzar este propósito.

Para cerrar este capítulo es importante hacer un símil entre el modelo de atención centrado en la persona y el modelo de formación centrado en el estudiante. Así como ha sido predominante el modelo paternalista en la atención médica, en la educación médica tradicional también se ha hecho evidente una relación fuertemente jerárquica, que ha llevado a disminuir las interacciones entre los profesores y los estudiantes. En consecuencia, en diversos momentos del proceso de formación, la perspectiva del estudiante no se ha tenido en cuenta, así como tampoco su condición de persona, lo cual ha llevado a que, indirectamente, se perpetúen tanto en la formación como en la atención en salud, modelos reduccionistas y autoritarios.

En este sentido, abogamos por una relación más horizontal y empática con el estudiante, quien es consciente de sus capacidades, sus niveles de desarrollo y necesidades personales. Consideración que nos ha llevado a preocuparnos por su salud mental y su bienestar, como una condición necesaria y esencial para que puedan tener la capacidad de incluir de forma natural un modelo más humano en la atención a sus pacientes. Este reto implica pensar en estrategias de cuidado hacia los estudiantes, tanto en los espacios de formación como en otros extracurriculares o complementarios, por medio de los cuales se empleen diferentes estrategias que conduzcan a un proceso de empoderamiento progresivo frente a su bienestar y a la realización de actividades de autocuidado que promuevan la salud física, mental, social y espiritual.

“” *Las voces de los estudiantes*

El curso de Habilidades de Comunicación toca temas muy sensibles que lo hacen a uno cuestionarse sobre sí mismo. Algo que me dijo la profesora Elena y que nunca se me va a olvidar es que uno como médico tiene que sanarse primero y tener una salud mental adecuada para poder ayudar a otros. Ese curso brinda aportes valiosos para la relación médico-paciente, pero también para uno.

David Ramírez

. Estudiante de octavo semestre de Medicina

“” *Las voces de los docentes*

La evolución de la práctica médica ha despersonalizado el trato entre el médico y el paciente. El factor tiempo es fundamental: usted no tiene tiempo de hablar con el paciente y usted está equivocado si piensa que el paciente no necesita hablar. Entonces lo que ocurre a nivel de todos los escenarios de atención médica, inclusive en medicina prepagada, es que el paciente llega a la consulta y hay una enfermera o una auxiliar que le toma los datos, rápidamente pregunta por el motivo de consulta que está estandarizado, y así el médico ya sabe lo que le aqueja al paciente. Esta es una forma de optimizar tiempo y atender grandes volúmenes de pacientes. Pero es un craso error en la atención médica, porque, en mi criterio y en mi experiencia, lo que busca la mayoría de los pacientes cuando va donde un médico, es que alguien los escuche y muchas veces el mal no está en el cuerpo sino en el alma. Y usted, solo con tener consideración y respeto, al escuchar al paciente y quizá más que escucharlo, al ser atento con él y decirle “yo lo acompaño”, el paciente se sienta mejor, se sienta respetado, sienta que de alguna manera alguien le dedicó tiempo, y así encuentra lo que estaba buscando.

Andrés Sarmiento Rodríguez

. Docente de Ginecología y Obstetricia,
exdecano de la Facultad de Medicina

Bibliografía

Balint, E. (1969). The possibilities of patient-centered medicine. *The Journal of the Royal College of General Practitioners, 17*(82), 269.

Barry, M. y Edgman-Levitan, S. (2012). Shared decision making—the pinnacle of patient-centered care. *New England Journal of Medicine, 366*(9), 780-781.

Beach, M. e Inui, T. (2006). Relationship-centered care: a constructive reframing. *Journal of General Internal Medicine, 21*(1), s3-s8.

Bensing, J. (2000). Bridging the gap: The separate worlds of evidence-based medicine and patient-centered medicine. *Patient Education and Counseling, 39*(1), 17-25.

Bensing, J., Verhaak, P., Van Dulmen, A. y Visser, A. (2000). Communication: The royal pathway to patient-centered medicine. *Patient Education and Counseling, 39*, 1-3.

Borrell-Carrió, F., Suchman, A. y Epstein, R. (2004). The biopsychosocial model 25 years later: Principles, practice, and scientific inquiry. *The Annals of Family Medicine, 2*(6), 576-582.

Constand, M., MacDermid, J., Dal, V. y Law, M. (2014). Scoping review of patient-centered care approaches in healthcare. *BMC Health Services Research, 14*(1), 271.

Crosby, R., Salazar, L. y DiClemente, R. (2013). *Health Behavior Theory for Public Health: Principles, Foundations, and Applications.* Massachusetts: Jones & Bartlett Learning.

De Boer, D., Delnoij, D. y Rademakers, J. (2013). The importance of patient-centered care for various patient groups. *Patient Education and Counseling, 90*(3), 405-410.

Dornan, T. (2005). *Journal of the Royal Society of Medicine, 98*(3), 91-95.

Elwyn, G., Edwards, A. y Kinnersley, P. (1999). Shared decision-making in primary care: The neglected second half of the consultation. *British Journal of General Practice, 49*(443), 477-482.

Engel, G. (1977). The need for a new medical model: A challenge for biomedicine. *Science, 196*(4286), 129-136.

Epstein, R. (2001). Comunicación, *burnout* y resultados clínico: Más preguntas que respuestas. *Atención primaria, 27*(7), 511-513.

Epstein, R. y Street, R. (2011). The values and value of patient-centered care. *The Annals of Family Medicine, 9*(2), 100-103.

Frenk, J., Chen, L., Bhutta, Z., Cohen, J., Crisp, N., Evans, T. y Kistnasamy, B. (2010). Health professionals for a new century: Transforming education to strengthen health systems in an interdependent world. *The Lancet, 376*(9756), 1923-1958.

Golden, R. (1992). Osler's legacy: The centennial of the principles and practice of medicine. *Annals of Internal Medicine, 116*(3), 255-260.

Hashim, M. (2017). Patient-centered communication: Basic skills. *American Family Physician, 95*(1), 29-34.

Hoffmann, T., Montori, V. y Del Mar, C. (2014). The connection between evidence-based medicine and shared decision making. *Jama, 312*(13), 1295-1296.

Hu, X., Lorenc, A., Kemper, K., Liu, J., Adams, J. y Robinson, N. (2015). Defining integrative medicine in narrative and systematic reviews: A suggested checklist for reporting. *European Journal of Integrative Medicine, 7*(1), 76-84.

Levinson, W., Lesser, C. y Epstein, R. (2010). Developing physician communication skills for patient-centered care. *Health Affairs, 29*(7), 1310-1318.

Maizes, V., Rakel, D. y Niemiec, C. (2009). Integrative medicine and patient-centered care. *Explore: The Journal of Science and Healing, 5*(5), 277-289.

Mead, N. y Bower, P. (2000). Patient-centeredness: A conceptual framework and review of the empirical literature. *Social Science & Medicine, 51*(7), 1087-1110.

Morgan, M. (2008). *Sociology as Applied to Medicine.* Edimburgo: Saunders Elsevier.

Morgan, S. y Yoder, L. (2012). A concept analysis of person-centered care. *Journal of Holistic Nursing, 30*(1), 6-15.

Olivares, S. y Valdez-García, J. (2017). *Aprendizaje centrado en el paciente: Cuatro perspectivas para un abordaje integral.* Ciudad de México: Editorial Médica Panamericana.

Robinson, J., Callister, L., Berry, J. y Dearing, K. (2008). Patient-centered care and adherence: Definitions and applications to improve outcomes. *Journal of the American Academy of Nurse Practitioners, 20*(12), 600-607.

Rogers, C. (1967). *On becoming a person: A therapist's view of psychotherapy*. Londres: Constable.

Sacristán, J. (2013). Evidence based medicine and patient centered medicine: Some thoughts on their integration. *Revista clínica española* (edición en inglés), *213*(9), 460-464.

Schmittdiel, J., Mosen, D., Glasgow, R., Hibbard, J., Remmers, C. y Bellows, J. (2008). Patient Assessment of Chronic Illness Care (PACIC) and improved patient-centered outcomes for chronic conditions. *Journal of General Internal Medicine, 23*(1), 77-80.

Starfield, B. (2011). Is patient-centered care the same as person-focused care? *The Permanent Journal, 15*(2), 63.

Stewart, M., Brown, J., Donner, A., McWhinney, I., Oates, J., Weston, W. y Jordan, J. (2000). The impact of patient-centered care on outcomes. *Journal of Family Practice, 49*(9), 796-796.

Capítulo 3

Empatía en la formación médica: una capacidad esencial

Daniel Enrique Suárez Acevedo

Introducción

Cuando nos preguntamos cuál es el elemento central que ha dado origen y forma a una profesión como la Medicina, con su reconocida vocación de servicio y sus sorprendentes desarrollos científicos y tecnológicos, la respuesta no puede ser otra que la empatía. Los estudios coinciden en que el punto común en diferentes culturas sobre cómo se enfrenta la enfermedad es la capacidad que tienen las personas de compartir el sufrimiento de los demás y movilizar sus recursos para intentar atenuarlo (Arnold y Stern, 2005). Esta es la esencia misma de la medicina. Pero esta capacidad empática no solo está relacionada con la medicina, sino que forma parte de todos los procesos de interacción y relación humana, del desarrollo social e incluso, como lo plantean varios autores, de la moralidad misma (Decety y Cowell, 2014; Eisenberg, 2000), y ha dado origen al interés y cuidado por el otro.

CASO DE REFLEXIÓN

Ricardo, al igual que los demás estudiantes de la Facultad, ingresó a estudiar medicina con un alto puntaje en las pruebas de Estado que realizan todos los alumnos del último año de educación secundaria. Sus resultados en la prueba y el historial de calificaciones en el colegio eran garantía de un alto nivel intelectual. Sin embargo, casi desde el inicio de la carrera, Ricardo comenzó a mostrar marcadas dificultades en la interacción con sus compañeros e incluso con sus profesores. Se le dificultaba trabajar en grupo, siempre creía tener la razón y escuchaba poco los argumentos de sus compañeros. Estas dificultades se exacerbaron cuando Ricardo ingresó a las prácticas clínicas. Si bien era muy competente en todo lo relacionado con la apropiación de conocimientos, la interacción con los pacientes no era la mejor, con frecuencia no los saludaba ni a ellos ni a sus familiares al ingresar al consultorio, no tenía tacto para abordar temas íntimos y era imprudente en sus comentarios relacionados con los diagnósticos o el pronóstico de la enfermedad que aquejaba al paciente, lo que generaba en ellos mayores preocupaciones. Con sus compañeros era pedante y con frecuencia les recalcaba su superioridad intelectual; en las revisiones de temas o de pacientes frente al profesor descalificaba a sus compañeros y ninguno quería estar con él en el mismo grupo de rotación. La situación de Ricardo se fue haciendo cada vez más insostenible para todos, y las repetidas quejas de los pacientes y de sus compañeros lo llevaron a un proceso disciplinario que originó una suspensión académica. De no cambiar su comportamiento podría poner en riesgo su continuidad en la Facultad.

Sin embargo, la tarea de cuidar al enfermo, al necesitado, implica una forma especial de hacerlo, pues debemos reconocer en ese otro a la humanidad misma, con su valor intrínseco, lo cual nos obliga a respetar en todo momento su dignidad. Por esto, cuando oímos quejas frecuentes del trato que algunos pacientes y sus familias reciben en la atención médica, quejas como un trato frío, despersonalizado, desprovisto de interés por sus propias vidas, enfocado de manera exclusiva en los aspectos técnicos del cuidado, surge la inquietud, en aquellos que dedicamos nuestras vidas a la educación médica, sobre qué podemos hacer para corregir esta situación.

Las asociaciones internacionales de educación médica han hecho eco a este clamor, y en los últimos veinte años han mostrado un renovado interés por la formación humanística de los médicos, introduciendo en los currículos el desarrollo de competencias relacionadas con valores éticos y profesionales, además del fortalecimiento de destrezas comunicativas y relacionales, necesarias para construir un vínculo fuerte y terapéutico entre médicos y pacientes (Peinado, 2005).

La Facultad de Medicina de la Universidad de los Andes no ha sido ajena a esta necesidad, y en su marco de referencia curricular definió la formación por competencias, tal como se mencionó en el primer capítulo. Además, ha incluido como eje central de la formación de sus estudiantes no solo el desarrollo de conocimientos y habilidades técnicas en ciencias básicas y clínicas, imprescindibles para un buen ejercicio de la medicina, sino también, el desarrollo, como una impronta propia, de un trato ético, honorable, sensible a las necesidades del paciente relacionadas con su contexto, que atiende la respuesta emocional que surge ante la pérdida de la salud y respetuoso de los valores que configuran la dignidad humana.

Empatía: definición y desarrollo en la medicina

Coloquialmente conocemos la empatía como la capacidad de ponerse en los zapatos del otro. Esto ha llevado a diferentes interpretaciones, por ejemplo, que de alguna manera podamos sentir de forma muy similar lo que otra persona está sintiendo, también que podamos entender la situación en que se encuentra o podría encontrarse esa persona (Eisenberg, Eggum y Di Giunta, 2010).

Investigaciones recientes en neurociencia del desarrollo y neurociencia afectiva sugieren que la empatía es una construcción que comprende varios componentes disociables (emocional, motivacional y cognitivo), que interactúan y operan de modo paralelo (Decety y Cowell, 2014). Son varios los autores que prefieren hablar de "respuestas relacionadas con la empatía", que incluyen la simpatía y la compasión, las cuales explicaremos más adelante. Autores como Decety y Cowell proponen abandonar el término general de *empatía,* en favor de conceptos como el intercambio emocional, la preocupación empática y la perspectiva afectiva (Decety y Cowell, 2014). En este sentido consideramos que es más pertinente referirnos a un *espectro empático* o a un *proceso empático* que consta de los siguientes elementos (véase la figura 3.1):

1. El punto de partida no puede ser otro que la percepción de la emoción y la situación del otro, pues es claro que si no existe una percepción no es posible que se dé una respuesta emocional o cognitiva ante dicho estímulo. Esta se da por medio de diferentes canales, como la observación de gestos y posturas corporales, la percepción auditiva del discurso y las características de la voz, como el volumen, la fluidez, la velocidad y el ritmo, entre otras.
2. En segundo lugar, se espera una respuesta emocional que, en el concepto clásico de empatía, debe resonar con la emoción que está sintiendo la otra persona. Si es tristeza,

se siente tristeza; si es rabia, se siente rabia. Esta resonancia emocional o contagio emocional va más allá de la preocupación empática, que con frecuencia se relaciona con el concepto de simpatía, pero que también puede formar parte importante de todo el proceso. La simpatía, al igual que la empatía, implica comprender la emoción de la otra persona e incluye una respuesta emocional consistente en sentimientos de preocupación por la persona angustiada o necesitada, en lugar de sentir la misma emoción que la otra persona experimenta. En la simpatía no necesariamente hay congruencia con el estado afectivo del otro (Eisenberg, Eggum y Di Giunta, 2010).

3. Un tercer elemento está relacionado con la comprensión de la emoción, del otro y de uno mismo, este es un típico proceso cognitivo, que se complementa con la formulación de hipótesis de sus posibles causas. "Se encuentra muy triste porque la enfermedad le ha impedido ir de vacaciones con su familia", por ejemplo. En este momento hay una toma de conciencia de los valores y circunstancias alrededor de la vivencia del otro. En la empatía uno siente con alguien, pero el proceso cognitivo permite que uno mismo no se confunda con el otro. Si esta distinción entre uno mismo y el otro no está presente hablamos solo de contagio emocional (Singer y Klimecki, 2014).
4. Otro elemento de carácter cognitivo y esencial en el proceso empático es hacerle saber al otro que uno está percibiendo, sintiendo y entendiendo la emoción y situación que lo aqueja. Esto se realiza con gestos, lenguaje corporal y características de la voz, como también con lo que se comunica de manera verbal.
5. Por último, aparece el componente motivacional, para actuar en pro de resolver o mitigar el sufrimiento del otro, lo cual es más cercano al concepto de compasión. En contraste

con la empatía, la compasión no implica compartir el mismo sufrimiento del otro, más bien se caracteriza por sentimientos de calidez, preocupación y cuidado por el otro, así como por una fuerte motivación para hacer algo por su bienestar (Singer y Klimecki, 2014).

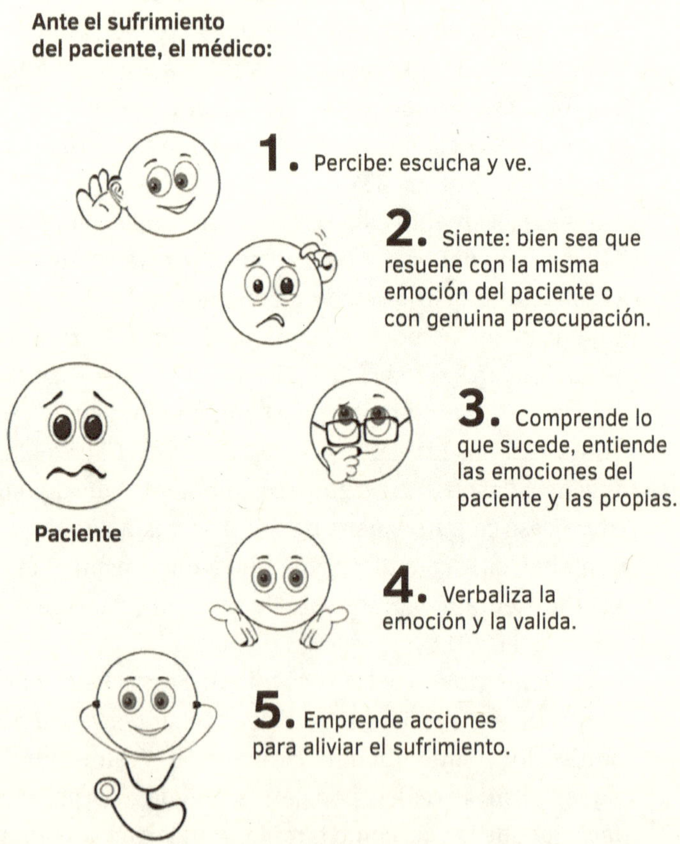

Figura 3.1. Espectro de la respuesta empática.
Fuente: Matilde Orduz Trujillo.

Se acepta así que la empatía es en esencia una capacidad emocional y cognitiva con un sustrato neurobiológico que cada día se conoce más (Decety, 2010), entonces esa capacidad es inherente al ser humano y por lo tanto toda persona tiene mayores o menores niveles de empatía, dependiendo de una serie de variables intrínsecas y extrínsecas, como su herencia genética, que determina el carácter y factores relacionales y de aprendizaje que se dan a lo largo de la vida. Por lo tanto, el proceso formativo nunca arrancará de cero. La empatía no es entonces una competencia sino una capacidad indispensable para el desarrollo de las competencias comunicativas en general.

Una pregunta que nos interpela es si debemos tener en cuenta la capacidad empática de las personas para el ingreso a las facultades de medicina. En este sentido, los procesos de selección para el ingreso de los estudiantes siempre han privilegiado las capacidades intelectuales y cognitivas sobre otro tipo de cualidades. Prueba de ello es que en la mayoría de las facultades el proceso de ingreso se realiza por medio de exámenes que evalúan conocimientos en ciencias, razonamiento abstracto, lenguaje y matemáticas. ¿Es esto suficiente? ¿Garantizan estas pruebas que el aspirante cuente con cualidades esenciales para las tareas cotidianas que plantea la medicina? ¿La inteligencia lógico-matemática y conceptual asegura que la persona será lo suficientemente sensible para percibir el sufrimiento ajeno, para interesarse por el cuidado del otro, para acoger, para tener el cuidado de no hacer daño con sus palabras, con su actitud, con sus gestos? La respuesta a todos estos interrogantes es *no*. Para un ejercicio adecuado de la medicina, satisfactorio para el paciente y para el médico, se requieren, además de la capacidad intelectual, otras habilidades fundamentales para el desarrollo de las relaciones humanas.

Esta discusión está en la agenda mundial (Eva *et al.*, 2012; Leinster, 2013) y nuestra Facultad no ha sido ajena a ella. De hecho, tal como se menciona en el primer capítulo, hace cinco años se incluyó en el proceso de selección una entrevista a los candidatos que quieren ingresar a la carrera, rompiendo con una tradición institucional que incluía solamente como elemento de ingreso los resultados de las pruebas de Estado (examen que presentan todos los estudiantes al terminar la educación secundaria). La entrevista nos ha permitido evaluar rasgos de personalidad, intereses vocacionales y la capacidad empática de los aspirantes, entre otras cualidades necesarias para desempeñar una profesión orientada al servicio de los demás. Esperamos, por tanto, que el estudiante elegido para ingresar a la Facultad de Medicina tenga como base unos buenos niveles de empatía. Así, nuestra tarea, más que enseñar algo que no existe en el otro, es fortalecer y orientar para que esta capacidad se use de la mejor manera posible en la relación médico-paciente y en otras interacciones propias de la profesión. Es importante hacer énfasis en que al no tenerse en cuenta de manera explícita el desarrollo de la empatía durante la formación, lo que sucede es una reducción evidente de esta capacidad hacia el tercer año de carrera, fenómeno que ha sido descrito en varias investigaciones (Hojat *et al.*, 2009).

Al partir de estas premisas se enfrenta el reto de incluir este tipo de habilidades en la estructura curricular, más cuando, a pesar del interés en estos temas, persiste una dicotomía evidente entre la formación técnico-científica y la formación humanística. La primera continúa ocupando un puesto privilegiado tanto en los procesos de selección de estudiantes como en la estructura curricular, mientras que a las humanidades se les otorga un papel secundario, y se contemplan, la mayoría de las veces, solo en cursos periféricos opcionales, de pocos créditos y disociadas de la formación en ciencias básicas y clínicas. Superar este paradigma ha sido un reto constante en nuestro trabajo, compartiendo plenamente la visión de estudiosos del tema como Pedersen (2010), quien alerta que la tarea más importante no es solamente desarrollar la empatía de los estudiantes de medicina, sino prevenir el desarrollo de una mirada clínica que no incluya esta respuesta empática.

En este sentido, el desarrollo de la empatía ha sido incluido en nuestro currículo en una serie de cursos específicos orientados al desarrollo de destrezas comunicativas, de la ética y el profesionalismo, pero también aparece de manera explícita en los programas de asignaturas clínicas, como se ha mencionado en los capítulos previos. Vale la pena reseñar aquí algunas medidas que hemos implementado para el fortalecimiento de la empatía en nuestros estudiantes, siempre apoyándonos en las experiencias que sobre este tema se han registrado en otras partes del mundo y teniendo especial cuidado en que los contenidos planteados sean pertinentes y evaluables, acordes con nuestro contexto.

En primer término partimos de la revisión profunda del concepto, para lo cual los estudiantes tienen que revisar lecturas seleccionadas, que luego se discuten en clase, en donde se precisan y se aclaran los aspectos más importantes. El estudiante debe conocer las bases teóricas de la empatía y los diferentes elementos que la comprenden tal cual se explicaron sucintamente al inicio de este acápite.

Es importante señalar que la relación médico-paciente la abordamos desde el modelo de atención centrado en la persona, que exige una aproximación altamente empática por parte del médico, que promueve la expresión emocional y explora la perspectiva del paciente sobre su enfermedad, además de promover una mirada integral que incluye una evaluación de los factores biopsicosociales, con un profundo respeto por la dignidad de la persona (véase el segundo capítulo).

De acuerdo con este modelo, los estudiantes aprenden a indagar en sus entrevistas sobre los aspectos biomédicos, pero también sobre cuál es el contexto en el que vive el paciente, qué ideas tiene con respecto a su enfermedad y cuál es su respuesta emocional.

“”

Las voces de los docentes

El efectivo desarrollo de habilidades de comunicación durante la formación de nuestros estudiantes se ve claramente reflejado en la manera como abordan a sus pacientes, tratan de contribuir en su manejo y demuestran empatía, compasión e interés con respecto a su salud. Los he visto preocuparse por ellos, escucharlos y estar pendientes de su evolución, aun después de terminar la rotación en que los han conocido. Creo que esta formación humana redunda en el bienestar, tanto de los pacientes como de nuestros estudiantes.

Juan David Hernández

. Docente de Cirugía General de la Facultad de Medicina

Lo más importante en la relación con un paciente es entenderlo, tener la capacidad de ponerse en sus zapatos y comprender cómo la patología o el motivo de consulta está englobado en todo el contexto de la vida del paciente. Cuando usted tiene esa habilidad y logra esa información en poco tiempo, avanza más que cualquier otro médico.

Andrés Sarmiento Rodríguez

. Docente de Ginecología y Obstetricia,
exdecano de la Facultad de Medicina

Centrémonos un poco en la respuesta emocional por ser este un elemento esencial de la empatía. Buena parte del trabajo se enfoca aquí en la capacidad de percibir y reconocer las emociones por medio del lenguaje verbal y no verbal. Los estudiantes aprenden a reconocer el significado de los gestos, de la postura corporal, de características de la voz, como el volumen, la velocidad y el ritmo, y por supuesto también las implicaciones del discurso del paciente.

Sin embargo, una vez reconocida la emoción, lo que suele costar más trabajo es saber qué hacer con ella. En la vida cotidiana se tiende a desconocer la respuesta emocional o bien se rechaza de plano; los estudiantes, por el contrario, aprenden a validarla mediante sus propios gestos, pero también por medio de las palabras, lo que forma parte del proceso cognitivo de la empatía. Es fundamental que el estudiante sepa qué decir; frases como "reconozco y comprendo que se siente triste", "es entendible que ante una situación como la que está viviendo se sienta molesto" son ejemplos de un abordaje empático y asertivo de las emociones. Por el contrario, frases como "no se preocupe, su hijo va a estar bien" o "siéntase tranquilo que nada gana angustiándose" pueden ser percibidas por el paciente como faltas de empatía y generar una distancia en la relación.

El estudiante entonces es entrenado a lo largo de su aprendizaje para que pueda percibir emociones, reconocerlas, verbalizarlas y validarlas, brindando, en la medida de lo posible, apoyo e intención de ayuda. Este proceso no es solamente teórico, tenemos una serie de estrategias para que el estudiante fortalezca sus habilidades y luego las ponga en práctica. En el proceso educativo es fundamental que los estudiantes consideren a sus profesores modelos ejemplares que guían su actuación y por ello es importante que los alumnos vean a sus docentes haciendo entrevistas e interactuando con pacientes y familias, en las cuáles sea visible la aproximación empática.

Es primordial, también, que ellos puedan hacerlo sin temor a equivocarse, para lo cual nos apoyamos en diferentes estrategias. La primera son juegos de roles entre ellos mismos, en los cuales algunos estudiantes simulan ser pacientes y otros hacen de médicos, los demás son observadores, junto con los monitores y profesores, quienes retroalimentan lo visto en la entrevista. La segunda estrategia son entrevistas con pacientes simulados, interpretados por actores profesionales que logran imprimir gran realismo a la situación, mostrando una respuesta emocional genuina que el estudiante debe abordar desde los recursos que ha venido desarrollando y fortaleciendo a lo largo del curso.

Sobre este tipo de estrategias existe abundante información no solo sobre la técnica en general sino sobre intervenciones para evaluar su eficacia en el desarrollo de la empatía (Foster *et al.*, 2016; Schweller, Costa, Antonio, Amaral y De Carvalho-Filho, 2014). De esta manera, cuando los estudiantes tienen que enfrentar más adelante pacientes reales, como ya lo han hecho muchas veces de forma simulada, es una experiencia menos difícil de afrontar.

Vale la pena hacer énfasis en un elemento esencial del proceso de aprendizaje: la retroalimentación. Este es central en la evaluación, pues más allá de una calificación numérica, el ejercicio pedagógico consiste en mostrar, cada vez que el estudiante hace una intervención, cuáles son sus fortalezas y cuáles sus debilidades, qué hizo bien y qué puede mejorar. El proceso de retroalimentación es habitualmente un ejercicio compartido por el mismo estudiante, por los compañeros que lo han observado, por los actores que han desempeñado el papel de pacientes y por los profesores. Cabe mencionar, también, que para ganar en rigurosidad y estandarizar el proceso se han desarrollado rúbricas de evaluación y retroalimentación que son conocidas por los estudiantes desde el inicio del curso, por lo cual este puede apoyarse en ellas para reforzar sus aprendizajes. En este proceso son también de gran valor las grabaciones que se hacen de algunas de las intervenciones de los estudiantes; este recurso le permite al alumno verse y oírse, descubriendo en sí mismo muchos elementos de los cuales no siempre se es consciente (véase el cuarto capítulo).

Ahora bien, cuando nos enfrentamos cotidianamente con el dolor y el sufrimiento de los pacientes, compartir las emociones puede ser difícil e incluso ser causa de malestar emocional, configurando algunas veces cuadros de *burnout* o franca depresión en los médicos. En este sentido, si la situación no se maneja de forma adecuada, pueden pasar dos cosas: el médico se vuelve insensible ante el estímulo repetido del dolor ajeno, disminuyendo su respuesta empática, o bien, entra en un síndrome caracterizado por fatiga y disminución de su respuesta emocional ante el paciente, tornándose frío y despreocupado ante el sufrimiento del otro. En ambos casos la respuesta empática disminuye.

Esto ha llevado a sugerir que solo algunos aspectos del proceso empático deben cultivarse en los médicos. En el contexto del cuidado del paciente, autores como Hojat *et al.* (2009), proponen que lo esencial que deben desarrollar los médicos tiene que ver con el concepto de la empatía cognitiva, opuesta a la afectiva o emocional, y que implica entender —como opuesto a sentir— las experiencias, preocupaciones y perspectivas del paciente, combinado esto con una capacidad de comunicarle al paciente que está siendo entendido, además de mostrar la intención de ayudar a prevenir y aliviar el sufrimiento. Por nuestra parte, consideramos esencial que el médico sienta y reconozca sus propias emociones, pero sin quedarse allí, sino abordándolas de manera pronta en la esfera cognitiva y desarrollando acciones para ayudar al paciente.

Si retomamos la experiencia descrita al inicio del capítulo, es muy probable que Ricardo tenga dificultades en algunos componentes de su espectro empático, razón por la cual requerirá de procesos de asesoría y acompañamiento específicos que le permitan incluir esta dimensión en sus interacciones con pacientes y compañeros.

En este punto es valioso revisar algunos testimonios que nos permitirán aproximarnos desde otras miradas a lo que hemos expuesto en este texto, son las voces de profesores, egresados y estudiantes del programa. Otro de los testimonios es de uno de los actores que nos acompaña desde hace varios años en el curso, quien, por el hecho de no ser médico, tiene una perspectiva diferente sobre la relación médico-paciente y sobre la formación médica.

Las voces de los egresados

Creo que la diferencia radica en pensar en la persona, en tratar de generar una buena relación, una buena empatía para realmente poderle ayudar. Los compañeros de otras universidades llegaban y decían: "¿Qué necesita?, ¿por qué viene?, ¿otra vez vino por eso?". Ahí es cuando uno se da cuenta si el medicamento está fallando o hay algo más. Uno empieza a pensar un poco más allá, es comprensible tener afán por todo lo que pasa en un servicio de urgencias, de hospitalización o de consulta, pero generar empatía y pensar en la persona es lo que hace diferentes a los egresados de la Universidad de los Andes.

Ana Paola Ríos Cabra

. Egresada en el 2012

No todas las personas tienen una capacidad empática y las habilidades de comunicación que permiten entablar la relación médico-paciente de forma satisfactoria. Las universidades que forman médicos deberían garantizar que dentro de su currículo se incorporen medidas para potenciar estas habilidades, de tal manera que todos los graduandos cuenten con un nivel satisfactorio en esta área. Siempre he sido una persona tímida, con una asertividad pobre en las relaciones interpersonales, y convertirme en médico requirió una gran inversión de tiempo en la lectura de los contenidos de las clases de habilidades de comunicación y horas de práctica dentro de esas mismas asignaturas y en las rotaciones clínicas. Al final de la carrera pude reconocer un crecimiento profesional inmenso en mi capacidad de relacionarme con los pacientes, y en alguna medida también en mis relaciones con mi familia y amigos. Se necesitan unas buenas bases teóricas que expliquen de forma clara la importancia de estas habilidades y los puntos prácticos que pueden llevar a vincularse más fácilmente con las personas. Así mismo, es imprescindible que haya modelos que acompañen las lecciones teóricas y que guíen al estudiante en las sesiones prácticas con un buen temple. Pienso que los beneficios de un currículo que tiene estas características son innumerables.

Andrés Camilo Cardozo

. Egresado en el 2013

“”

Las voces de los actores

¿Cómo se unen la medicina y la actuación? El actor tiene mucha información, pero tiene que empezar su formación desde su propio ser, porque trabaja a partir de su cuerpo, de su voz, de sus emociones, de sus vivencias, de sus experiencias. Desde mi introversión o extraversión, desde mis propios dolores, empiezo a generar unas nuevas dinámicas de comunicación para exponerme al público y crear un personaje que no existe sino en un libro. Para lograr ver qué hay más allá de esa persona empiezo a trabajar desde esa humanidad. Por su parte, todos los médicos tienen la misma información, todos nos pueden decir dónde le da apendicitis a uno. La cosa está en cómo se lo digo, cómo, a partir de lo que yo soy, de mis vivencias, de mi experiencia familiar, de si soy sentimental o no, de si tengo un caso cercano o no de lo mismo, le puedo transmitir eso a la otra persona. Y la única forma de trabajar la voz y el cuerpo y lograr enterarse de quién es uno es trabajando. La invitación a los estudiantes es a conocerse, a trabajar la voz, el cuerpo y la mente para poder transmitir. Ahí se une el teatro con lo demás.

Más allá de actuar, con los estudiantes de Medicina ponemos en práctica elementos para que se propicie la comunicación con el doctor a como dé lugar, llevarlo al extremo de su comunicación y decirle “sálgase del libro, déjeme ver su humanidad”. Cada doctor es diferente según su humanidad. “Déjeme ver su humanidad para ver desde dónde podemos trabajar”.

Julián Páez

. Actor

“” Las voces de los docentes

Aprendizaje en la enseñanza de habilidades de comunicación

Yo era profesora asistente del Departamento de Psicología cuando me contactaron con la idea de trabajar en el curso de Habilidades de Comunicación con estudiantes de Medicina. Me encantó la idea porque en la Facultad de Medicina de Leipzig, donde hice el doctorado, conocí la estrategia del paciente estandarizado y pensé en el gran potencial que esta técnica pedagógica podría tener (más adelante también incluimos el trabajo con actores y pacientes semiestandarizados en el curso de Entrevista Psicológica en el Departamento de Psicología).

Fue en ese momento cuando empezó la aventura con el curso y comprendí la importancia de varias preguntas, cuya respuesta daba fuerza al trabajo: la primera es si puede enseñarse la empatía, la segunda es la gran relevancia de la retroalimentación en el proceso de la enseñanza y el aprendizaje, y la tercera, una en la que se encuentran inmersas las dos primeras, la pregunta por la valoración positiva y la empatía misma en el proceso de aprender con el estudiante.

La pregunta por la empatía es central en la enseñanza de las profesiones del cuidado. Presupone la cuestión sobre si es posible cambiar o moldear elementos constitutivos de la personalidad del estudiante, que son el resultado de sus propios procesos de socialización y moldeamiento a lo largo de su vida hasta el momento, con una estrategia pedagógica intencionada. No tengo una respuesta definitiva a esa pregunta, pero estos años de experiencia me indican que sí es posible, siempre y cuando se cuente con el elemento central para el proceso, que es la motivación del estudiante.

Si entendemos la empatía como esa capacidad que implica poder entender el mundo desde el marco de referencia del otro (como lo indica C. Rogers en su libro *On Becoming a Person. A Therapist's View of Psychotherapy*), entonces el estudiante que sea capaz de hacer eso será aquel que comprende la relevancia del proceso para la otra persona (en este caso su paciente) y procederá a distanciarse o incluso desprenderse por un momento de su propio marco de referencia y tratará de conocer por completo el mundo del otro. Los momentos en que efectivamente nuestros estudiantes del curso lograron esa conexión especial con los actores-pacientes fueron maravillosos. Y me atrevo a pensar que fueron momentos de un poder tal, que pusieron de cabeza el mundo entero de los estudiantes, generando un cambio duradero en su manera de relacionarse con otros. Entonces, la respuesta tentativa a si pueden cambiarse elementos constitutivos de la personalidad del estudiante en procesos pedagógicos estructurados es que sí, en la medida en que se den las condiciones propicias para este cambio que parten de la motivación del estudiante.

La segunda gran pregunta que surgió como parte de este camino es sobre la importancia de la retroalimentación en el proceso de enseñanza y aprendizaje. Como idea general es bien conocido que el proceso de aprendizaje surge de una adecuada retroalimentación de aquellos "otros" expertos, entre los que se cuenta el profesor. Sin embargo, en este curso particular, y dada la metodología del paciente estandarizado, fuimos comprendiendo la particular relevancia que tiene el hecho de que el "paciente" mismo pueda dar sus impresiones, pero enmarcándolas en una evaluación calificada de los elementos de la entrevista. En un contexto como el de una entrevista médica o psicológica, en el que se necesitan conocimientos disciplinares específicos, pero al mismo tiempo una actitud de apertura, respeto y tolerancia, así como la habilidad de formular las preguntas adecuadas en el momento preciso, es el otro involucrado en la entrevista quien mejor puede juzgar qué tanto ese estudiante logró acercarse al problema para luego poder plantear soluciones adecuadas.

Por último, otro de los aprendizajes de este curso fue descubrir la fragilidad del estudiante en el proceso de evaluación y la importancia de la valoración positiva de quién es como persona, y de su desempeño en la entrevista. A veces parecían interminables aquellas horas de evaluación, viendo los videos con el estudiante sentado al lado, atento a cada entonación y pregunta, para luego entablar una franca conversación sobre la base de una rúbrica de evaluación. El resultado de aquella evaluación final, la pregunta de qué aprendió en el curso, siempre tratando de valorar positivamente el esfuerzo y el cambio constituye un reto.

Como conclusión, más allá de los aprendizajes de los estudiantes como parte de este curso, quisiera reconocer que para mí fue una fuente inagotable de experiencias y preguntas sobre el papel del docente y las posibilidades que los contactos profundos e intencionados con los estudiantes permiten hacer del profesor una mejor persona.

Carolyn Finck
- Profesora asociada del Departamento de Psicología

Logros y desafíos

El logro fundamental en estos años ha sido incluir formalmente, de manera explícita en la estructura curricular, temas humanísticos, de desarrollo de valores y de habilidades de comunicación, en los que la empatía es protagonista permanente del proceso formativo de nuestros estudiantes. Con los años, los frutos comienzan a verse en el reconocimiento de las capacidades que tienen nuestros egresados para relacionarse de manera empática con los pacientes. Este reconocimiento lo hacen, en primer lugar, ellos mismos, pero también los coordinadores de los servicios clínicos donde hacen sus prácticas o ingresan a trabajar. Nuestros estudiantes también obtienen muy buenos resultados en las evaluaciones para ingresar a las especializaciones, tanto en el ámbito nacional como internacional.

Es importante mantener un esfuerzo constante para integrar en los cursos clínicos y quirúrgicos el desarrollo de estas competencias, hacerlas conscientes y visibles no solo en los programas sino en las actividades que se realizan en los ámbitos hospitalarios y de consulta, para conseguir que esta tarea sea un compromiso cotidiano de todos los profesionales que acompañan la formación de los estudiantes de Medicina.

Estos logros deben ser documentados por medio de investigaciones que nos permitan objetivar el nivel alcanzado y plantear nuevas estrategias para el desarrollo y mejoramiento de la empatía, tales como cursos complementarios en arte, música y literatura, que han mostrado ser eficaces para este propósito.

Bibliografía

Arnold, L. y Stern, D. (2005). What is medical professionalism? En T. Stern (ed.), *Measuring Medical Professionalism* (pp. 15-37). Oxford: Oxford University Press.

Decety, J. (2010). The neurodevelopment of empathy in humans. *Developmental Neuroscience, 32*(4), 257-267. DOI: 10.1159/000317771.

Decety, J. y Cowell, J. (2014). The complex relation between morality and empathy. *Trends in Cognitive Sciences, 18*(7), 337-339. DOI: 10.1016/j.tics.2014.04.008.

Eisenberg, N. (2000). Emotion, regulation, and moral development. *Annual Review of Psychology, 51*, 665-697. DOI: 10.1146/annurev.psych.51.1.665.

Eisenberg, N., Eggum, N. y Di Giunta, L. (2010). Empathy-related responding: Associations with prosocial behavior, aggression, and intergroup relations. *Social Issues and Policy Review, 4*(1), 143-180. DOI: 10.1111/j.1751-2409.2010.01020.

Eva, K., Reiter, H., Rosenfeld, J., Trinh, K., Wood, T. y Norman, G. (2012). Association between a medical school admission process using the multiple mini-interview and national licensing examination scores medical schools and the multiple mini-interview. *JAMA, 308*(21), 2233-2240. DOI:10.1001/jama.2012.36914.

Foster, A., Chaudhary, N., Kim, T., Waller, J., Wong, J., Borish, M. y Buckley, P. (2016). Using virtual patients to teach empathy:

A randomized controlled study to enhance medical students' empathic communication. *Simulation in Healthcare, 11*(3), 181-189. DOI: 10.1097/sih.0000000000000142.

Hojat, M., Vergare, M., Maxwell, K., Brainard, G., Herrine, S., Isenberg, G. y Gonnella, J. (2009). The devil is in the third year: A longitudinal study of erosion of empathy in medical school. *Academic Medicine, 84*(9), 1182-1191. DOI: 10.1097/ACM.0b013e3181b17e55.

Leinster, S. (2013). Selecting the right medical student. *BMC Medicine, 11*, 245. DOI: 10.1186/1741-7015-11-245.

Pedersen, R. (2010). Empathy development in medical education: A critical review. *Medical Teacher, 32*(7), 593-600. DOI: 10.3109/01421590903544702.

Peinado, J. (2005). Competencias médicas. *Educación médica, 8*, 4-6.

Schweller, M., Costa, F., Antonio, M., Amaral, E. y De Carvalho-Filho, M. (2014). The impact of simulated medical consultations on the empathy levels of students at one medical school. *Academic Medicine, 89*(4), 632-637. DOI: 10.1097/acm.0000000000000175.

Singer, T. y Klimecki, O. (2014). Empathy and compassion. *Current Biology, 24*(18), r875-r878. DOI: 10.1016/j.cub.2014.06.054.

Capítulo 4

El aspecto curricular y pedagógico en el diseño e implementación de los cursos de Habilidades de Comunicación

Elena María Trujillo Maza, María Teresa Gómez Lozano
y Daniel Enrique Suárez Acevedo

Introducción

El aprendizaje de las habilidades comunicativas se considera una competencia fundamental y transversal en la formación médica, que debe enseñarse en diferentes momentos de la trama curricular (Aspegren, 1999; Costa *et al.*, 2003; Levinson, Lesser y Epstein, 2010; Moore, Gómez y Kurtz, 2012; Moral, 2015; Rider, Hinrichs y Lown, 2006). Nuestro reto como educadores consiste en fortalecer lo ya desarrollado, modificar patrones inadecuados de comunicación, presentar técnicas que incrementen la efectividad de las interacciones comunicativas y lograr que los estudiantes se apropien de ellas. Una de las particularidades que tiene este aprendizaje es que, como lo menciona Moore, Gómez y Kurtz (2012), todos los estudiantes sienten "que tienen algún grado de destreza".

“” *Las voces de los egresados*

El curso de Habilidades de Comunicación I es la puerta de entrada a la primera experiencia que vamos a tener como médicos. Recuerdo que como estudiante de primer año de Medicina no tenía la más remota idea de la importancia que iban a tener estas habilidades en mi futuro como profesional. El curso está diseñado no solo para darnos las bases teóricas, que aparecen en los libros y en los artículos, sino para retarnos en la práctica con actores. El hecho de simular una consulta y tener que asumir el papel de médicos nos generaba múltiples emociones: a unos miedo (incluso pánico), a otros felicidad; en ocasiones nos sentíamos incómodos, pues nos sacaban de nuestra zona de confort para enseñarnos, poco a poco, la manera como debíamos comunicarnos con nuestros pacientes.

También tuvimos que aprender a modular nuestras reacciones ante el individuo que teníamos enfrente, a no juzgar y no dejar que nuestras creencias personales interfirieran con la relación médico-paciente que se estaba desarrollando. Fue una experiencia muy grata, pues, aun sin tener contacto con pacientes y estando inmersos en el mundo de las ciencias básicas, pudimos tener el primer contacto con un paciente simulado y su historia clínica, para comenzar a comprender este nuevo mundo y practicar. Esto, a pesar de que en ese momento no lo sabíamos, nos preparó para que un año más tarde pudiéramos abordar a un paciente en el escenario hospitalario, sin que fuera una situación completamente ajena y atemorizante.

En noveno semestre, al cursar Habilidades de Comunicación II, continuamos profundizando en el aprendizaje de estas habilidades, las cuales habíamos venido aplicando y practicando en nuestro contacto con cada uno de los pacientes que vimos en las diferentes rotaciones clínicas de los últimos dos años. Sin embargo, esta vez el reto era mayor, pues debíamos integrar nuestros conocimientos clínicos y desarrollar de la mejor manera posible la relación médico-paciente, así como las diferentes situaciones que ocurrían en este contexto.

La práctica en las sesiones de simulación con pacientes estandarizados nos permitió aprender y practicar nuestras habilidades, y a la vez poner a prueba nuestros conocimientos clínicos en relación con los problemas de salud más frecuentes en los escenarios de consulta externa. Teníamos que saber diligenciar y orientar una historia clínica, comprender la situación del paciente para realizar un abordaje curativo o preventivo, informando al paciente, utilizando ayudas diagnósticas y proponer un plan de manejo adecuado y acorde con sus necesidades.

Además, la aplicación de este modelo de atención centrado en la persona nos permitió integrar las actividades de prevención de la enfermedad y promoción de la salud. Considero que uno de los aprendizajes más valiosos de este curso es que de nada vale tener un diagnóstico acertado y formular el tratamiento preciso para el problema de salud del paciente, si no sabemos cómo comunicar esta información y nos aseguramos de que nuestro paciente haya entendido.

Hoy en día, estas habilidades alcanzadas son mi principal herramienta en la cotidianidad de mi práctica médica, pues me diferencian de otros profesionales de la salud, por la calidad humana de mi atención, que es un sello distintivo de los egresados uniandinos. Es bastante frecuente que los pacientes reconozcan estas habilidades en nosotros, pues a veces nos dicen: "A mí nunca me habían explicado esto tan bien" o "yo nunca le había entendido esto a otros médicos". En ocasiones se les hace extraño que nos interesemos en otros aspectos de su vida y de su contexto, por ejemplo, con quién vive, a qué se dedica, cuáles son sus hábitos de vida, cómo se siente, no solo física sino emocionalmente. Considero que si no hubiese tenido la oportunidad de participar en estos cursos, mi desempeño profesional sería completamente diferente.

Angélica María Puentes Mojica

- Egresada en el 2015

La Facultad de Medicina de la Universidad de los Andes considera que sus estudiantes deben desarrollar habilidades no solo para indagar sobre la información clínica, sino también para comprender el contexto social del paciente, sus perspectivas, creencias y su respuesta emocional ante la enfermedad, según hemos mencionado en capítulos anteriores. Esta mirada amplia le permite al médico mejorar las probabilidades de realizar un diagnóstico acertado, un plan de manejo acorde con la condición clínica y el contexto psicosocial, así como tener un trato ético y compasivo con el paciente, promoviendo su participación en la toma de decisiones y respetando tanto como sea posible sus valores personales.

En consonancia con lo presentado en el primer capítulo, en la Facultad de Medicina de la Universidad de los Andes se diseñaron e implementaron dos cursos de Habilidades de Comunicación, uno en segundo semestre, en el nivel de formación básica y otro en noveno semestre, en el nivel de formación clínica. Esto, acorde con las propuestas realizadas por los investigadores que recomiendan que exista más de un curso de concentración en el diseño curricular, de manera que se logren potenciar y afianzar las competencias aprendidas (Aspegren, 1999; Hashim, 2017; Levinson, Lesser y Epstein, 2010; Wouda y Van de Wiel, 2012).

El objetivo de este capítulo es presentar la forma como se aprenden las habilidades comunicativas, el diseño curricular y el desarrollo, transformación e innovación de estos cursos, a lo largo de los quince años de funcionamiento de nuestra Facultad.

¿Cómo se aprenden las habilidades comunicativas?

En la actualidad hay evidencias de la importancia de enseñarles habilidades comunicativas a los estudiantes de Medicina, por medio de las cuales se busca desarrollar destrezas y actitudes que les permitan alcanzar competencias en esta área. Entre estas evidencias encontramos la investigación realizada por Aspegren y LØnberg-Madsen (2005), quienes exploraron cuáles son las habilidades básicas de comunicación en medicina que se aprenden espontáneamente y cuáles las que se deben enseñar y ejercitar. Su hallazgo más importante es que los estudiantes adquieren algunas habilidades para llevar a cabo "conversaciones sociales" durante los cursos clínicos convencionales, pero no aprenden por sí solos las habilidades de comunicación básicas para comprender la situación del paciente, obtener y brindar información, ajustar la entrevista para atender sus necesidades específicas, ni para explorar y manejar sus emociones.

Asimismo, los investigadores mencionan que estas habilidades se pueden aprender en un tiempo corto, pero se olvidan con facilidad si no se refuerzan en el contexto clínico (Aspegren, 1999; Rider, Hinrichs y Lown, 2006; Wouda y Van de Wiel, 2012). De la misma manera, Zoppi y Epstein (2002) afirman que "la buena comunicación es tanto una habilidad como una forma de ser, es tanto innata como enseñable, y debe ser cultivada por métodos integrados de educación formal e investigación" (p. 319).

En la literatura se han descrito diversas estructuras curriculares y pedagógicas mediante las cuales se enseñan las habilidades comunicativas. Dentro de estas se encuentra el aprendizaje experiencial o vivencial, que no se incluye formalmente ni de manera explícita en el desarrollo de estas habilidades. Por lo tanto, el aprendizaje ocurre a partir de la observación de los profesores y se configura en los espacios de práctica clínica. En estos escenarios, según Aspegren y LØnberg-Madsen (2005), los estudiantes, además de aprender a llevar a cabo conversaciones sociales, desarrollan competencias relacionadas con el proceso de diagnosticar y resolver los problemas de salud, sin la intención de fomentar las habilidades comunicativas.

Otro de los modelos curriculares que se ha utilizado es el planteado en el contexto de la educación médica basada en competencias, tal como lo mencionamos en el primer capítulo, el cual facilita los siguientes procesos (Aspegren, 1999; Levinson, Lesser y Epstein, 2010; Moore, Gómez y Kurtz, 2012; Rider, Hinrichs y Lown, 2006):

1. Definir, delinear y enseñar las habilidades que se quieren transmitir.
2. Observar a los estudiantes ejecutando estas habilidades.
3. Realizar la retroalimentación de su desempeño.
4. Practicar y ensayar las habilidades comunicativas.
5. Evaluar el proceso de aprendizaje.

Principios curriculares y pedagógicos de los cursos de Habilidades de Comunicación

El currículo se puede entender desde varias perspectivas, que van desde un plan de estudios estructurado hasta incluir todas las experiencias formales e informales que viven los estudiantes en el proceso de aprendizaje (Montoya, 2016; Posner, 1995). Para nuestra Facultad, el diseño curricular de los cursos de comunicación implicó definir varios asuntos esenciales: ¿qué enseñar?, ¿en qué momentos de la trama curricular?, ¿cómo enseñarlo? y ¿cómo evaluarlo? Esto último, en el sentido de las acciones que realizaríamos en los diferentes ambientes de aprendizaje para lograr los objetivos propuestos. Para ello nos permitimos pensar los cursos desde los principios pedagógicos que mencionamos a continuación y que resume Gómez en su trabajo (2011, p. 327):

1. El aprendizaje se entiende como un proceso en el cual el individuo construye activamente su conocimiento, lo cual se da gracias a la interacción con otros (Vigotsky, 1979).
2. El proceso de aprendizaje, de acuerdo con Vigotsky (1979),

es un factor que estimula el desarrollo cognoscitivo. Y en este es esencial la zona de desarrollo proximal, la cual se define como la distancia entre el nivel en el que el individuo resuelve problemas solo y el nivel en el que los resuelve en colaboración con otros compañeros más capaces.

3. De acuerdo con el constructivismo, los aprendizajes previos son esenciales para alcanzar nuevos conocimientos, porque le plantean el reto al estudiante de confrontar sus nuevas experiencias con el conocimiento anterior, constituyéndose en un estímulo para el aprendizaje (Ordóñez, 2004).
4. Diseñar desempeños auténticos para el aprendizaje; es decir, tener en cuenta lo que hacen las personas en la vida real, para que no exista una ruptura entre el saber y el hacer (Brown, Collins y Duquid, 1989).
5. Buscar la comprensión en los diferentes aprendizajes, "[...] no a partir de la transmisión de información, sino del desarrollo de habilidades para su indagación y conexión significativa", principio expuesto por Perreno (citado en Ordóñez, 2006).
6. Utilizar el error de forma constructiva, de manera que los estudiantes se sientan tranquilos de equivocarse, "sin correr el riesgo de quedar en ridículo, desprestigiarse u obtener una calificación baja y corregirlos con amabilidad" (Biggs, 1999, p. 61).

Además de los principios mencionados, es esencial que los objetivos, metodología y evaluación de los cursos estén alineados para lograr un aprendizaje profundo en el estudiante (Biggs, 1999). Por otra parte, es importante mencionar que la adquisición de las habilidades comunicativas ocurre de manera gradual, hasta alcanzar el desempeño esperado, según el modelo propuesto por Ericsson (citado en Wouda y Van de Wiel, 2012), como se observa en la tabla 4.1.

Tabla 4.1. Modelo propuesto por Ericsson: proceso de adquisición de habilidades comunicativas

Etapa 1	Realizar los procesos y las tareas de aprendizaje con objetivos bien definidos.
Etapa 2	Motivar a los estudiantes continuamente para mejorar.
Etapa 3	Proponer tareas de aprendizaje de corta duración, con oportunidades de retroalimentación inmediata, reflexión y corrección o rectificación.
Etapa 4	Ampliar las oportunidades de repetición, de manera que se permita un refinamiento gradual y la práctica en situaciones desafiantes.

Fuente: adaptado de Wouda y Van de Wiel, 2012, p. 49.

Descripción y experiencias de los cursos

Curso de Habilidades de Comunicación I

En este curso los estudiantes fortalecen y desarrollan competencias comunicativas que les permiten hacer una entrevista de aproximación, en relación con la salud de las personas, en el marco de la relación clínica. Por lo tanto, el estudiante, además de conocer y comprender los conceptos teóricos generales sobre comunicación humana, comienza a delimitar las formas y los espacios de la relación médico-paciente, para lo cual hemos elegido el modelo de atención centrado en la persona, descrito en el segundo capítulo de este libro.

Este curso tiene componentes teóricos y prácticos que se articulan y se complementan en su desarrollo. Entre los elementos teóricos centrales, relacionados con la comunicación, tomamos la teoría del signo, de Eco y Cantarell (1994) y los axiomas de la comunicación, según Watzlawick (1991). Estas teorías nos permiten demostrarles a los estudiantes que en toda interacción humana existe comunicación, en la cual el lenguaje no verbal (gestos, postura corporal, inflexiones de la voz) es una de sus fuentes inagotables y debe ser consistente con el discurso verbal.

Un primer paso desde la práctica lo conseguimos con los talleres dirigidos por profesionales en artes escénicas que acompañan el curso desde su creación. Ellos se encargan, en el taller inicial, de poner a los estudiantes en contacto con el lenguaje corporal, la expresión facial y las características de la voz, que son esenciales para imprimir significado al discurso. Otro objetivo del taller es que el estudiante descubra sus fortalezas y limitaciones relacionadas con el reto escénico, pues no debemos olvidar que el estudiante y el médico deben exponerse permanentemente a escenarios de interacción social que generan ansiedad, lo que con frecuencia dificulta su labor.

Esta respuesta emocional hace que los estudiantes olviden la estructura de la entrevista, organicen las frases de manera inadecuada, bajen el volumen de la voz, titubeen, usen muletillas, se sonrojen e incluso hace que algunos tiemblen y suden en exceso, lo cual disminuye la eficacia de su proceso comunicativo. La intensidad de estas respuestas varía, y hemos encontrado algunos casos de verdadera fobia social. El trabajo con los actores nos permite ayudar a los estudiantes a enfrentar estos temores, lo que conduce a que las manifestaciones de ansiedad disminuyan a lo largo del curso.

Nuestros estudiantes de segundo semestre no han visto aún Semiología Médica ni han tenido experiencias clínicas, por lo tanto este curso es su primera aproximación a la salud de las personas. Para ello hemos diseñado una guía de entrevista con una estructura simplificada de la historia clínica tradicional. Esta incluye una presentación del estudiante, la identificación del paciente, el motivo de consulta y enfermedad actual, se tiene en cuenta, además, una exploración general de los síntomas, haciendo énfasis en la perspectiva que tiene el paciente de su proceso y el impacto en su funcionalidad cotidiana, así como en la respuesta emocional que la enfermedad ha generado. Se incluyen, también, algunos antecedentes personales y familiares, para evaluar luego aspectos relacionados con sus estilos de vida y hábitos.

En este contexto se deja claro que la tarea esencial del estudiante en su etapa de formación actual tiene como fin obtener información de manera empática y respetuosa; sin embargo, aún no tiene ni los conocimientos ni las habilidades para realizar un análisis de ella, hacer un diagnóstico ni mucho menos elaborar planes de manejo o intervenciones. Por lo tanto, el ejercicio termina, por parte del estudiante, con un recuento de la información obtenida, que comparte con el paciente para asegurarse de que lo ha entendido correctamente. Como trabajamos desde el modelo de atención centrado en la persona, predomina el reconocimiento inicial del paciente y su contexto psicosocial, insistiendo en el trato respetuoso y empático a lo largo de la entrevista (véase también el segundo capítulo).

Las voces de los actores

Talleres de comunicación analógica

Los estudiantes de Medicina de segundo semestre son superhéroes: el 90 % responde que decidió estudiar Medicina porque quiere ayudar a las personas, porque le gusta contribuir a mejorar la calidad de vida de los pacientes o básicamente quiere salvar el mundo. Así que en los talleres de comunicación analógica que desarrollamos en segundo semestre me gusta que cierren los ojos y visualicen por unos minutos al médico "superhéroe" que quieren ser en diez años, cómo quieren que los vean y los recuerden sus pacientes, y desde allí empezar a ayudarlos a crear su personaje.

Digo "personaje" porque así es como se elabora un personaje en el teatro: desde el descubrimiento de tu propio ser. Así mismo formamos y entrenamos a los estudiantes para que a partir de su propio ser, sus habilidades, fortalezas y debilidades, sean ese médico que quieren ser y que necesitamos en el debilitado sistema de salud. Ayudamos a conectar cuerpo, mente y espíritu para que el estudiante, futuro médico, deje de tratar enfermedades y empiece a tratar personas en su complejidad (aspectos físicos, sociales, psicológicos y espirituales), que enfrentan una enfermedad o situación de salud.

Aunque cada uno de los actores diseñamos de diferente manera este taller, básicamente los pasos son los mismos:

1. Ejercicios de estiramiento y relajación del cuerpo.
2. Juegos teatrales que les permitan a los estudiantes desinhibirse, reconectarse y reconocer su cuerpo y ser conscientes del aquí y el ahora.
3. Ejercicios de manejo de la voz (volumen, tono, intensión, vocalización).
4. Reflexión y retroalimentación.

Jimena Zuluaga

▪ Actriz

Para complementar el ejercicio de obtención de información, un aspecto fundamental que planteamos desde el conocimiento teórico y desde la práctica son las técnicas de entrevista. En estas hacemos énfasis en la escucha activa, los tipos de preguntas que existen y la forma de utilizarlas en las diferentes partes de la entrevista, los facilitadores de la comunicación, la forma de indagar por aspectos íntimos y sensibles como son la sexualidad, el consumo de sustancias y la ideación suicida. Otra técnica empleada es el resumen, que permite asegurar la comprensión, precisar algunos contenidos y demostrar interés por el paciente.

El estudiante también aprende a identificar la formalidad, los componentes y los distintos tipos de relación médico-paciente. Con respecto a la formalidad de la relación hacemos énfasis, por ejemplo, en el uso de símbolos, como la bata blanca, el carné de identificación y la presentación personal, tal como si estuvieran en un ambiente clínico ambulatorio u hospitalario. Nos referimos también a componentes de la relación como sus aspectos éticos; con respecto a ello, insistimos en un comportamiento guiado por valores, como el respeto a la autonomía, el no hacer daño, el hacer el bien y evitar cualquier tipo de prejuicio moral o discriminación, elementos que poco a poco los estudiantes van incorporando en todas sus interacciones alrededor del paciente.

Las voces de los estudiantes

El curso de Habilidades de Comunicación sirve para reforzar la importancia que tiene la historia clínica en todo el diagnóstico en general. El curso le brinda a uno herramientas para poder indagar y estar muy pendiente de muchos elementos de la historia clínica que quizá se pueden perder o pasar por alto, por ejemplo, elementos sociales, como donde vive el paciente y con quien vive, los cuales pueden ayudarle a uno, al darle luces acerca de por qué este tiene una patología específica. Igual sucede con temas sensibles, los cuales nos enseñan a tratar y el modo de hacerlo, porque no tocarlos puede tener consecuencias y son importantes para hacer la historia clínica.

Sofía Torres
. Estudiante de octavo semestre de Medicina

En mi curso de habilidades aprendí la importancia de ser buena escucha. Hay muchos servicios en los que el tiempo es muy limitado o situaciones en las que hay que hacer muchas cosas para poder rendir. En Habilidades de Comunicación, que tomamos antes de las materias clínicas, nos enseñan a escuchar bien, a entender el entorno del paciente siempre, a intentar entenderlo.

David Ramírez
. Estudiante de octavo semestre de Medicina

Antes de iniciar las prácticas de simulación con pacientes estandarizados, los estudiantes realizan juegos de rol entre ellos, que les permiten desempeñar tanto el papel de paciente como el de médico, para iniciar así una aproximación a la entrevista clínica. En esta actividad siempre son observados y evaluados por uno de sus compañeros, estudiantes de semestres avanzados que apoyan el curso y el profesor que los acompaña, quienes realizan una retroalimentación de la interacción, de acuerdo con los lineamientos propuestos por investigadores como Fornells, Juliá, Arnau y Martínez-Carretero (2008), y Milan, Parish y Reichgott (2006).

En la segunda mitad del curso trabajamos con grupos de doce estudiantes, a cargo de un profesor y un monitor, y realizamos entrevista de aproximación a la salud de pacientes estandarizados, interpretados por los actores. El proceso de enseñanza se orienta desde lo más sencillo a lo más complejo, en un ambiente que genera confianza. Cada estudiante realiza tres entrevistas, después de las cuales recibe una retroalimentación inmediata del paciente (el actor), de dos de sus compañeros que han estado presentes, así como de los monitores[1] y profesores del curso.

Para lograr un proceso más riguroso de retroalimentación y evaluación hemos diseñado plantillas que incluyen los aspectos centrales antes mencionados (presentación personal, empatía,

1 En la Universidad de los Andes las monitorías son un servicio dirigido a estudiantes de pregrado y posgrado que les brinda la oportunidad de realizar actividades de apoyo institucional en el campus durante sus tiempos libres, a cambio de una compensación económica por horas. Es una actividad netamente académica en la que el estudiante presta apoyo a un profesor dentro de un curso, taller o laboratorio. El estudiante se vincula con un mínimo de tres horas y un máximo de doce horas a la semana. Cada unidad se encarga de seleccionar, informar, vincular, capacitar, hacer el seguimiento de la monitoría y realizar el pago al estudiante por medio del sistema (Monitorías y labores ocasionales, *Universidad de los Andes*. Recuperado de https://urlzs.com/y5tGQ).

respeto, manejo general del lenguaje verbal y no verbal, técnicas de entrevista y modelos de aproximación), y cuál es el desempeño esperado de cada uno de ellos durante la entrevista. Estas plantillas son conocidas por los estudiantes, los pacientes-actores y los profesores, con el fin de tener un lenguaje común, así como también unas expectativas similares frente al proceso de evaluación. Esta mirada amplia sobre su desempeño, le permite al estudiante tener una aproximación más acertada sobre sus fortalezas y los aspectos por mejorar. De la última entrevista se hace además una grabación, con la cual se deja constancia del nivel alcanzado en las competencias comunicativas planteadas al inicio del curso.

Entre las sesiones dispuestas para el juego de rol y los pacientes estandarizados, cada estudiante realiza cinco entrevistas en las que desempeña el papel de médico y participa como observador de otras veinticuatro entrevistas de sus compañeros, en las que brinda retroalimentación. Observan también, mínimo en dos oportunidades, entrevistas realizadas por sus profesores.

En cuanto a los procesos de evaluación, se utilizan pruebas escritas y se califican todos los talleres realizados, las sesiones de práctica y el examen final con pacientes estandarizados, usando siempre las plantillas que ya hemos mencionado. Más allá de la calificación cuantitativa, les insistimos a los estudiantes que el fundamento del proceso evaluativo se centra en la retroalimentación que reciben por parte de todos los participantes.

Consideramos que el diseño del curso integra tanto los conocimientos teóricos como las actitudes y habilidades prácticas relacionadas con las competencias comunicativas. Esta situación les permite más adelante, en el curso de Semiología Médica, tener una aproximación más tranquila, respetuosa y eficiente cuando tienen que hacer entrevistas y exámenes físicos a los pacientes en los escenarios clínicos reales.

“”

Las voces de los egresados

Recuerdo mi primera entrevista, que fue con el actor que interpretaba a un habitante de calle. Fue un momento muy interesante para orientar una entrevista hacia cómo vive el dolor una persona que está acostumbrada a pasar por un gran número de vulnerabilidades. ¿Cómo voy a preguntarle y cómo voy a construir un *rapport*? Claro, durante la entrevista me sirvió mucho pensar en el tipo de preguntas y usar un lenguaje completamente diferente. Tener cuidado con las manos, con la mirada, con mi postura.

La verdad es que la experiencia con los actores es genial. Uno no va a tener una experiencia igual, porque allí uno puede poner en práctica lo que ha venido escuchando en clase. Como uno se siente observado, ya sea en la cámara de Gesell, en un salón o con la cámara de video, siempre va a haber un sesgo de "esto no es de tú a tú", como sucedería en un consultorio, sino "de tú a tú y a ustedes", eso lo hace más desafiante. Es una experiencia muy enriquecedora.

Natalia

- Egresada en el 2019

El ejercicio con los actores fue buenísimo: enfrentarse a la situación y no suponer cosas de la otra persona. Lo bueno del trabajo con los actores es que si uno se equivocaba, no dañaba a nadie y además tenía la posibilidad de ver en el video sus errores.

Ana Paola Ríos Cabra

- Egresada en el 2012

“”

Las voces de los estudiantes

Después de una sesión con un paciente estandarizado, la doctora Elena me comentó que hay situaciones en las que uno puede tener el tiempo muy justo en el escenario clínico, pero eso no implica que uno vaya en un tren de alta velocidad. Me refiero a que para hacer la historia clínica hay preguntas que siempre es pertinente hacer y que a veces no es pertinente llenar el listado de veintiocho asuntos que se tienen que preguntar, sino que se debe aprender a saber qué es lo más importante que se debe preguntar a partir de lo que está diciendo el paciente y que se debe explorar, y no pasar a las otras preguntas como si nada. Si el paciente me está diciendo que consumió drogas yo no debo decirle "*Okey*" y pasar a otra pregunta, sino que debo preguntarle por un contexto: "¿Cuándo consumes?, ¿con quién?, ¿en qué circunstancia?". Y así puedo entender mejor cuál es la realidad de ese paciente.

Miguel Villarreal

- Estudiante de octavo semestre de Medicina

Conversación entre estudiantes

Sofía Torres: A mí me costó un poco el proceso en segundo semestre, porque era difícil imaginarse la situación, era un actor y salir de esa idea no era fácil. Empezaba por lo rutinario y hacía las cosas de memoria para que yo también pudiera tener una buena actuación. El escenario del paciente estandarizado era muy ideal, eran condiciones artificiales y no me quedaba claro si de verdad estaba logrando una buena comunicación con el actor. Todo era muy forzado.

Catalina Meléndez: Yo estoy en desacuerdo. Porque sí, es un actor y tiene un caso que habrá preparado durante la semana. Pero a la larga se refiere a casos de la vida real y, por otro lado, hay después una sesión de retroalimentación en la que uno puede ver que relacionó ese caso con cosas que ya vio. Por lo menos así es en parte Habilidades II.

David Ramírez: Yo tuve la oportunidad de ser monitor del curso y varios estudiantes me comentaban lo que dice Sofía, que ellos no podían conectarse, que ellos no servían para actuar. Y yo les decía que se apoderaran de su proceso en el curso, porque esto no es un requisito que hay que completar, sino que de verdad les aporta a su práctica clínica.

Curso de Habilidades de Comunicación II

Este curso pretende que los estudiantes de noveno semestre, que se encuentran en el nivel de aprendizaje clínico, potencien sus competencias alrededor de los procesos de comunicación básicos y complejos, con personas de los diversos grupos de edad y contextos socioculturales que transitan por los escenarios clínicos. El desarrollo de estas competencias comunicativas se estructura en el marco de la atención centrada en la persona expuesto en el segundo capítulo. Buscamos que los estudiantes puedan reconocer las barreras que se presentan en los procesos de comunicación durante la entrevista médica, reflexionando y desarrollando estrategias que les permitan abordarlas de forma asertiva. También se procura que aprendan y apliquen los principios generales del modelo de entrevista motivacional, orientado a comprender y a promover cambios en las conductas del paciente, con el propósito de mejorar la adherencia al tratamiento y disminuir riesgos en su salud.

Para alcanzar las competencias propuestas hemos dividido el curso en cuatro módulos, cada uno de los cuales tiene una duración de cuatro semanas. El primer módulo está orientado a la comprensión y aplicación del enfoque de atención centrado en la persona en los espacios de práctica clínica. Los estudiantes revisan la literatura relacionada con el modelo de atención, trabajan en casos en los que aplican los principios y la orientación del modelo en el abordaje y en el plan de manejo del paciente, siguiendo la orientación propuesta en el segundo capítulo. Por último, recuerdan, aclaran y refuerzan los aspectos básicos de la comunicación en el contexto de la relación médico-paciente, aprendidos en el curso de Habilidades de Comunicación I.

En el segundo módulo se realiza el abordaje de situaciones difíciles y cómo dar malas noticias. Estas son consideradas habilidades complejas en el desarrollo de la competencia comunicativa e indispensables en la formación médica (Aspegren, 1999; Aspegren y LØnberg-Madsen, 2005; Moore, Gómez y Kurtz, 2012; Moral, 2015; Petra-Micu, 2012; Rider, Hinrichs y Lown, 2006, Wouda y Van de Wiel, 2012). Los estudiantes revisan la literatura relacionada con estas temáticas, ven fragmentos de películas para promover la reflexión sobre estas situaciones y su manejo, analizan casos clínicos y realizan sesiones de simulación con pacientes estandarizados.

El tercer módulo se centra en el aprendizaje de la entrevista motivacional, las etapas de cambio comportamental y las diversas estrategias comunicativas que se pueden utilizar para promover los procesos de cambio en los pacientes, de acuerdo con sus problemas o riesgos de salud (Lizarraga y Anaya, 2001; Mercado, Cassinelli y Grez, 2008). De nuevo realizan lecturas y observan videos relacionados con este modelo de entrevista. Luego se realizan talleres y juegos de rol como estrategia pedagógica (Bosse *et al.*, 2010; Joyner y Young, 2006). En estos talleres los estudiantes están acompañados por con un profesor clínico entrenado en este modelo de entrevista. En los juegos de rol el estudiante interpreta el papel de médico y después el de paciente, situación que es observada por otros estudiantes y el profesor, lo cual es esencial para garantizar una retroalimentación que permita potenciar su desempeño.

El último módulo tiene como propósito que los estudiantes puedan integrar y aplicar los aprendizajes de las etapas anteriores, para ello se emplea como estrategia pedagógica la simulación con pacientes estandarizados. De acuerdo con Corvetto *et al.* (2013), los espacios de simulación le permiten al estudiante situarse en un "contexto que imite algún aspecto de la realidad clínica". Los pacientes estandarizados pueden ser tanto pacientes reales, entrenados para representar sus propias enfermedades, como también actores, preparados para simular ser pacientes con diferentes problemas de salud (Barrows, 1993; Bosse *et al.*, 2010; Levinson, Lesser y Epstein, 2010; Palacios, 2007; Ryan *et al.*, 2010). Según Borrell *et al.*, mencionado por Jiménez y Castillejo (2005), este tipo de simulación se considera de alta fidelidad, ya que tiene un elevado grado de realismo y, por lo tanto, un gran potencial para desarrollar de manera efectiva las habilidades de comunicación básicas, específicas y complejas. La estrategia, además, permite procesos de retroalimentación inmediata, muy significativos en el progreso, adquisición y modelamiento de las habilidades comunicativas (Bosse *et al.*, 2010; Levinson, Lesser y Epstein, 2010; Okuda *et al.*, 2009; Ryan *et al.*, 2010).

“”

Las voces de los egresados

En noveno semestre uno aprende estrategias dirigidas a abordar ciertos problemas. Me acuerdo mucho del tema de las adicciones, del tabaquismo, de la conducta sexual de riesgo y la adherencia a medicamentos. Cómo lograr entender qué es lo que le pasa al paciente: es que no le alcanza la plata, no entiende la enfermedad y por eso dice "no me tomo eso", este es el tipo de cosas que uno logra entender cuando está en noveno porque tienen un poquito más de conocimiento después de haber pasado por ciertas rotaciones clínicas. Es muy valioso porque cuando uno sale de la universidad uno se acuerda de ese tipo de estrategias.

Jonathan Molina

. Egresado en el 2016

En el proceso de evaluación se utiliza el instrumento *mini clinical evaluation exercise* modificado (mini-CEX, traducido como "observación estructurada de la práctica clínica" por Millán, Palés y Rigual, 2014, p. 48), que además de las habilidades comunicativas nos permite valorar otras competencias necesarias en la atención de los pacientes, en los escenarios de práctica clínica, como el análisis clínico y el plan de manejo integral (Hill y Kendall, 2007; Millán, Palés y Rigual, 2014; Norcini, 2005; Sancho, Junyent, Argullós y Clapés, 2015).

Usualmente, en cada sesión de clase, que tiene una duración de tres horas, se planean y se realizan de tres a cuatro encuentros con pacientes estandarizados. De manera que al final de este módulo cada uno de los estudiantes ha tenido una oportunidad para asumir el rol de médico y dos o tres para asumir el papel de evaluador. Además, en el desarrollo de las sesiones puede observar de doce a quince consultas realizadas por sus compañeros de clase, junto con los procesos de retroalimentación orientados por el profesor.

Con respecto al desarrollo de la competencia y su evaluación se tiene en cuenta la pirámide propuesta por Miller (1990), que presentamos en la figura 4.1. De tal manera se realizan pruebas escritas para evaluar conocimientos, el *saber*, y se resuelven casos clínicos que dan cuenta del *saber cómo* y que permiten la integración del conocimiento y su aplicación en situaciones específicas. Los juegos de rol y las sesiones con pacientes estandarizados, evaluadas con el mini-CEX modificado, les permiten a los estudiantes *demostrar cómo* lo hacen. Así mismo, si la competencia se ha desarrollado en el nivel esperado, el estudiante debe lograr *hacer* estas intervenciones con pacientes reales en sus escenarios de práctica clínica, lo cual se corresponde con el último nivel propuesto en la pirámide.

Finalmente, los estudiantes deben elaborar un portafolio, cuyo propósito es recoger y articular de manera reflexiva las experiencias vividas en su formación, lo que permite documentar los aprendizajes auténticos que se han logrado (Dannefer y Henson, 2007). A pesar de las dificultades para su implementación, el portafolio es esencial como método de evaluación global de la competencia y evidencia del logro alcanzado.

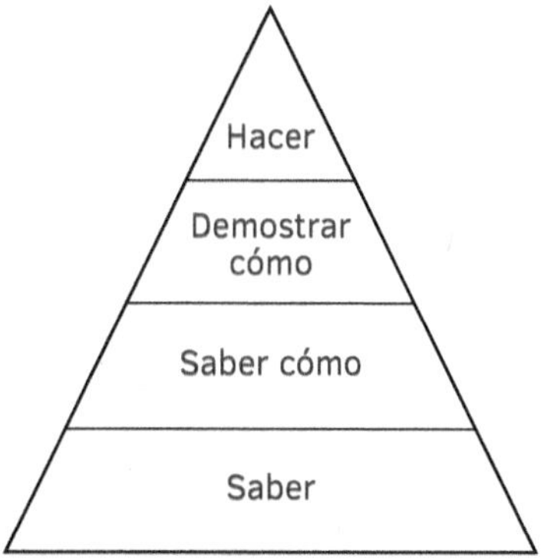

Figura 4.1. Pirámide de Miller: evaluación de las competencias comunicativas.
Fuente: elaboración propia con base en Miller, 1990.

Las voces de los actores

La retroalimentación

A mí me gusta mucho decirles a los estudiantes todas las cosas en las que están fallando, para que puedan mejorar y ponerles atención, pero también me gusta mucho reconocerles su naturaleza. Cada uno, desde lo que es, puede hacer mejores y más aportes para su labor de servir. Me gusta reconocerles todas las cosas positivas, que son naturales: cuando sonríen naturalmente, cuando hablan de sus experiencias personales, la manera como preguntan, porque se siente natural. Me gusta el reconocimiento porque al final el médico no es un médico perfecto, un modelo, sino es su mejor versión. Trato siempre de arrancar desde lo positivo, desde lo que me pareció muy bonito y luego sí voy a lo que hay que mejorar. En segundo semestre llegan con toda la idea de lo que son y como no se les reconoce se van convirtiendo en un modelo estándar.

Consuelo Gacha

- Actriz

Hacemos una evaluación de afuera hacia dentro. Estamos evaluándolos desde el momento que llegan, te miran a los ojos, te dan la mano, se presentan, dejan que te presentes, desde ese momento. Por ejemplo, evaluamos los tics que tienen, las muletillas físicas y de habla, la mirada, cómo se sientan, cómo llenan el consultorio o se vuelven chiquitos y se recogen, cómo son capaces de entender y validar una emoción. Esto tiene que ver mucho con la empatía. Evaluamos cómo son capaces de hilar algo que acabas de decir con algo que dijiste hace diez minutos en la misma consulta. En eso tienen muchísimas dificultades. Se trata de ver cómo se hace para hilar algo, que es el motivo de consulta, con los hábitos. Yo les digo: "No se alejen de su lógica". Está bien, entiendo que los de segundo semestre no saben mucho de medicina, pero pueden aportar desde su experiencia, desde su lógica. ¿Qué pasaría si un amigo les dijera eso? ¿Cómo llevan su lógica de la vida real, del día a día, a esa conversación y a esa entrevista?

Jimena Zuluaga

- Actriz

Yo me fijo en todo el aspecto técnico de la comunicación que es elemental. Cuando uno aprende desde lo técnico puede desarrollar muchas habilidades; es decir, toda la parte de comunicación no verbal, postura del cuerpo, movimiento con las manos, mirada, escucha activa. Se trata de la comunicación asertiva verbal, cuidar cada palabra que utilizamos: cada palabra te reconforta, te anula o te insulta; las miradas. Y lo otro que evaluamos es la humanidad, suena raro, pero es la humanidad que se nos va perdiendo. Es decir: "Hoy para ti es el paciente número doscientos al que le dices que tiene cáncer, pero para ese paciente es la primera vez en su vida que le dicen que tiene cáncer". Ahí hay un abismo, ese es el abismo que todo el tiempo buscamos disminuir, porque lo hemos vivido en carne propia. Para el cirujano es el número diez de hoy, pero para esa persona es la primera vez que va a pasar por un quirófano. En resumen, evaluamos la comunicación verbal y no verbal, la comunicación asertiva a partir de la mirada, la palabra y el acompañamiento, y esa parte humana de poder acompañar a un paciente; si bien el médico no puede llorar con todos los pacientes, puede reconfortar y acompañar.

Julián Páez

- Actor

Las voces de los egresados

Después de graduado, creo que las habilidades de comunicación han sido fundamentales, uno gana habilidades para poder aproximarme al paciente. Por ejemplo, hay pacientes a los que catalogan como "difíciles", pacientes demandantes y complicados. Cuando uno se aproxima a ellos no lo puede hacer de una manera que suene irrespetuosa o muy seria; tiene que ser uno muy tranquilo y aproximarse bien a ellos y a la familia. Eso es sumamente importante.

Uno tiene habilidades cuando se acerca de verdad a los pacientes. Estas habilidades tienen que ver con la manera como uno se aproxima, como uno establece el contacto físico y verbal; así, uno adquiere cierta pericia para identificar cuándo un paciente es más complicado de lo que por lo general suelen ser. Esa pericia se logra gracias a las habilidades de comunicación que nos enseñaron. Durante los cursos nosotros practicábamos precisamente eso: el paciente que se salía de lo común, el paciente difícil. Así, uno sabe cómo tranquilizar y llevar la atención en un proceso más amable.

Juan Sebastián Arias

- Egresado en el 2016

“” *Las voces de los estudiantes*

Aprendimos a abordar diferentes tipos de pacientes. Si uno está con un paciente remitido del Vaupés, por ejemplo, es posible que sea difícil la comunicación porque existen barreras de lenguaje, de nivel educativo, de distintas clases; sin embargo, gracias a lo que le enseñan a uno en el curso, se aprende a preguntar si uno no entiende y así también uno puede saber lo que está diciendo el paciente, qué tiene y cómo uno lo puede ayudar.

Los cursos de comunicación le enseñan a uno que la historia clínica no es solo preguntar, sino la totalidad del paciente. Si uno no sabe preguntar sobre el contexto es muy difícil poder saber por qué viene el paciente.

Catalina Meléndez

. Estudiante de noveno semestre de Medicina

Algo importante durante las clases fue la perspectiva de la entrevista motivacional. Esa fue mi primera experiencia para aprender técnicas con el fin de realizar entrevistas motivacionales, estadios de cambio y saber cómo ayudar a los pacientes o motivarlos a cambiar algunas cosas de su estilo de vida, por medio de estrategias que se enfocan más en entender de dónde vienen ellos y dónde surgió su estilo de vida, y no simplemente dar información. En mi trabajo esto ha sido importante y muy útil, y la primera vez que aprendí al respecto fue en la clase. Fue el único espacio durante la carrera para aprender sobre estadios de cambio y sobre la entrevista motivacional. Me parece que es muy importante en cualquier área de la medicina.

Creo que de todas las clases, la de Habilidades de Comunicación fue de las más útiles, por todas las cosas prácticas que aprendimos. Después de siete años, todavía me acuerdo de varias cosas. Me acuerdo de la entrevista motivacional, de aspectos específicos de esta, de los casos con los pacientes. Tuvo un gran impacto en mí.

Para hacer la residencia en Estados Unidos tuve que realizar varios exámenes, que conforman la United States Medical Licensing Examination (USMLE). Uno de esos exámenes, que es el paso dos (*clinical skills*) del proceso, es muy parecido a lo que hacíamos en la clase de Habilidades de Comunicación. Es un examen práctico en el que uno ve a actores que interpretan a pacientes, cada uno en un cuarto, y uno tiene que hacer una evaluación inicial para saber qué tienen, realizar un examen físico básico y un diagnóstico diferencial. Lo que evalúan en esa prueba es el nivel de inglés, por un lado, y las habilidades clínicas y de comunicación, por otro. Pero toda la prueba, que dura varias horas, es muy parecida a lo que hacíamos en clase de Habilidades de Comunicación. En ese sentido fue bastante útil; en la preparación para este examen me enfoqué más en los temas clínicos y culturales, pues en la de habilidades de comunicación estaba bien preparada, en buena parte gracias a las clases de Habilidades de Comunicación.

Alicia Londoño

- Egresada en el 2013

Logros y desafíos

Después de quince años de diseñar e implementar estos cursos, podemos afirmar que hemos logrado una alineación curricular en la cual las metodologías y la evaluación propenden por el desarrollo de los objetivos planteados. El aprendizaje está centrado en el estudiante, quien participa en la construcción del conocimiento y las habilidades, con la ayuda de otros, sus compañeros, profesores y actores.

No se podrían pensar estos cursos sin que los estudiantes hicieran *comunicativamente* lo que hacen los médicos en la vida real. Por esto los desempeños auténticos están presentes en las diferentes metodologías utilizadas: estudio de caso, talleres, juegos de roles y entrevistas con pacientes estandarizados. Consideramos que las estrategias pedagógicas y evaluativas descritas son innovadoras frente a los métodos tradicionales empleados en la educación médica. Resaltamos los procesos de evaluación formativa, como la retroalimentación, que cumple una doble función, tanto de aprendizaje como de evaluación.

“”

Las voces de los egresados

Los profesores de este curso no son reacios al cambio. En el año en el que estuve como monitor del curso, hubo cambios importantes que se fueron incluyendo según la retroalimentación de los estudiantes. Es muy valioso porque hay cursos que generan un pénsum desde sus inicios y no se modifica, y siento que esa es una de las principales limitantes para que los cursos puedan mejorar constantemente. Esto es algo que en Habilidades de Comunicación sí está presente todo el tiempo, buscan incluir más herramientas de aprendizaje, modificar los ambientes de aprendizaje y simular situaciones de la vida real cada vez con mayor frecuencia, de tal forma que la parte teórica que se aprende pueda aplicarse y se sienta el peso real que tiene aprender la teoría.

Juan Pablo Moreno

. Egresado en el 2018

La puesta en marcha de estos cursos ha requerido un proceso de investigación, diseño, implementación, reflexión y evaluación permanente, el cual nos ha conducido a realizar diferentes transformaciones y ajustes, característicos de los currículos vivos. Resaltamos la participación de un variado grupo de profesores, especialistas en medicina interna, pediatría, medicina familiar y psiquiatría, que nos ha permitido construir desde diferentes miradas los elementos necesarios para el aprendizaje de las habilidades de comunicación, no solo desde los referentes teóricos, sino también desde la experiencia propia de cada especialidad. De igual modo consideramos muy valiosa la contribución de los estudiantes en su papel de monitores, quienes desde otro nivel realizan aportes que complementan la labor del profesor.

Un nuevo reto implica el articular el diseño curricular de los cursos de pregrado con los posgrados de las especialidades médico-quirúrgicas que han comenzado a implementarse en la Facultad. Finalmente, consideramos que debemos proponer espacios de formación en estas áreas para los docentes de la Facultad, así como para otros profesionales de la salud.

“”

Las voces de los estudiantes

Hoy le diría a un estudiante que está tomando el curso de Habilidades de Comunicación I que lo aproveche al máximo. Yo sé que muchas veces uno ve la clase como algo obligatorio, que es una pérdida de tiempo y en la que le toca a uno aprenderse la estructura para no obtener una mala calificación. Pero luego, cuando uno llega de verdad donde un paciente, se da cuenta de que esa estructura tenía una lógica y una razón de ser.

Habilidades II es muy difícil. Dar malas noticias no es sencillo, pero uno, mal que bien, ya se ha enfrentado a situaciones similares. Entonces ver Habilidades II es bueno para reforzar temas, para poder saber qué hacer en situaciones que uno no sabe manejar y le ayuda a uno a sobreponerse a obstáculos.

Catalina Meléndez

. Estudiante de noveno semestre de Medicina

“” *Las voces de los actores*

El proceso de construir en un equipo interdisciplinario: aprendizajes

Ha sido increíble ver la evolución de todos. Al inicio llegamos a un proceso en el que no había casi literatura, no había mucha experiencia en Colombia, todos estábamos experimentando. En esa medida, tanto a nivel personal, como profesional y a nivel del curso hemos tenido una evolución en saber cuáles son las habilidades que podemos compartir, a partir de la experiencia de lo que ha funcionado y de lo que no. Hemos aprendido muchísimo.

Por ejemplo, todos nos hemos ido puliendo en lo que realmente necesita de nosotros el curso. Cuando yo, Jimena Zuluaga, empecé, hacía unos personajes superextremos. Si era buena gente era demasiado buena gente, si era mala era muy mala. Ya no me voy a los extremos porque tenemos muy claro el objetivo: en las dos primeras sesiones el paciente es muy colaborador; en las dos siguientes un poco más complicado, en estas vamos a trabajar situaciones difíciles, así ya sabemos la dificultad de las clases. Hemos entendido la complejidad a lo largo del curso. Cada uno ha descubierto que el actor que necesita el curso no es el mismo actor que necesita el teatro o el actor que necesita el cine.

Los estudiantes también han dirigido el proceso. En noveno semestre hubo un momento en el que los estudiantes empezaron a decir que esto no era tan útil porque seguían siendo los mismos personajes que habían visto en segundo semestre, y ellos querían tener una experiencia más real. Así, empezamos a traer pacientes reales y no actores. Yo, Consuelo Gacha, preparo a esos pacientes para que aprendan a ser más exigentes con los doctores, sin perder la naturalidad que tienen por ser pacientes reales, porque llegan con su caso real, propio.

Hemos visto que los estudiantes reciben de manera diferente a estos pacientes, a como nos reciben a nosotros como actores. Ellos saben que los actores tenemos una estructura y miramos cómo están vestidos, cómo se sientan, hacia dónde miran, que observamos su comunicación verbal y no verbal. Con los pacientes saben que están hablado de su realidad. A veces los estudiantes no saben que se trata de pacientes reales, y cuando lo descubren no lo pueden creer. Una vez tuvimos un caso de una chica de veintidós años que estaba pasando por un proceso de cáncer y los estudiantes no podían creerlo: en el momento en que se enteraron que era real, lo recibieron desde otra perspectiva. Los pacientes reales también les dan una retroalimentación diferente a la que nosotros les damos. Cada vez que hacemos un personaje, es un personaje que tiene dolor de cabeza o de espalda, nosotros como actores salimos con el dolor o la sensación y entramos en el personaje, pero no va a ser nunca lo mismo que una persona que esté pasando por esa situación.

Definir los criterios de evaluación de los cursos de Habilidades de Comunicación también ha sido un proceso colectivo. Los formatos de evaluación se han ido desarrollando conforme vamos andando, creo que en gran parte porque somos muy diferentes y vemos las cosas de manera distinta y gracias a que nos comunicamos mucho entre nosotros: entre los actores y los profesores. Ha sido una evolución colectiva que también nos ha permitido alimentar los métodos de evaluación y los contenidos en general.

En todo este proceso agradecemos mucho el reconocimiento que nos hacen a nosotros como participantes importantes dentro del proceso de aprender habilidades de comunicación. Siempre nos han tenido muy en cuenta, ha sido un gran trabajo el de los profesores de Medicina, quienes comparten con nosotros su sabiduría y experiencia, y de nosotros hacia ellos, y con nosotros mismos, en el que compartimos toda nuestra experiencia.

Consuelo Gacha, Julián Páez, Jimena Zuluaga
. Actores

¿Qué tipo de actor requiere un curso de Habilidades de Comunicación?

El actor que necesita la Facultad de Medicina para este proyecto pedagógico es un actor que va a desarrollar sus habilidades de una forma muy diferente. ¿Qué quiere decir esto? Que no hacemos esto para mostrarnos, ganar publicidad o fama. El actor que se necesita es un pedagogo. Lo último que debe primar en la Facultad de Medicina es el ego actoral. Cuando vas a hacer cine, teatro, televisión quieres mostrar un muy buen personaje y la construcción que hiciste de este, estás concentrado en esa parte netamente artística y actoral. Acá nuestra lucha en Medicina es "¿me veo creíble?, ¿será que sí funciona?, ¿será que el chico sí me cree?, ¿será que logro transmitirle a ese estudiante que soy ese viejito, ese muchacho, esa persona enferma?".

En ese momento deja de importar uno como actor, y empieza a prevalecer el estudiante, que logre captar lo que estoy diciendo, que me escuche, que se acerque, que me pregunte cómo estoy. Es un trabajo que va más allá del ego actoral. Todos los semestres nos preguntamos cómo hacer para no vernos sobreactuados. Se trata de que la primera reacción no sea aplaudir a Jimena por el personaje que hizo, sino que nos pensemos desde la consulta.

El actor que entra acá debe saber que tiene una responsabilidad social y educativa. Si vienes a participar, es a asumir la responsabilidad de que estás formando médicos y motivando a que el mundo médico cambie. Esa es la responsabilidad. Educar al estudiante desde lo técnico. Hay que buscar a un actor que tenga en su pensamiento que con la actuación se puede transformar el mundo.

Consuelo Gacha, Julián Páez, Jimena Zuluaga

. Actores

Los casos simulados permiten enseñar sobre la realidad

Hace unos años interpretamos un caso de dos chicas adolescentes que querían ayuda para abortar. Fue una situación difícil, porque en realidad lo es. No nos fue bien con el tema del aborto, ya que los estudiantes pensaron que era una exageración. La clase despertó mucha polémica acerca de la ética, los valores y los principios de los estudiantes acerca del aborto. Elena Trujillo nos decía que gracias a eso se volvían a abrir temas que ya se habían visto y que así se ayudaba a reforzar cuestiones que probablemente pasaban muy por encima, como el VIH, las trabajadoras sexuales, la indigencia y los campesinos que hablan en un lenguaje diferente. Se trata entonces de decirles: "Ustedes viven en un país en el que esta es la situación que se presenta a diario. Esta es una gran responsabilidad".

Consuelo Gacha, Julián Páez, Jimena Zuluaga

. Actores

¿Qué significa trabajar como actor formando estudiantes de Medicina?

De todo lo que yo he hecho, este proyecto es fundamental porque es una forma de aportarle al mundo médico-paciente que está en una crisis tan grave; hay tanta gente enferma, abandonada en términos médicos y en todos los sentidos: no solo por la crisis económica sino por el abandono médico y humano que se da frente a la enfermedad. El enfermo sufre el abandono de la familia, del Estado, del médico, de todos. El de él es uno más de los doscientos mil casos de cáncer de esta semana. Es fundamental que el médico sea esa persona que desempeña ese papel tan importante en la sociedad: la persona que logra desnudarte en cuerpo y alma, y en quince minutos te acompaña, aconseja y motiva, para que sigas adelante con esa diabetes, con esa hipertensión, y a la vez con tus responsabilidades. El médico tiene que ser entonces una especie de MacGyver, pues debe hacer todo eso en quince minutos. Lastimosamente es el tiempo que tiene. Esta es una forma de dejar una huella en el mundo: yo siento que con este proyecto yo aporto para que el sistema médico de verdad sea diferente. Hay que hacerlo diferente.

Julián Páez

. Actor

Para mí ha sido siempre superimportante este trabajo: desde lo que yo sé, desde lo poquito que conozco puedo dejar huella, no solo en esos médicos que formamos, sino en esos miles de personas que va a atender de ahora en adelante. Es un trabajo que se ve multiplicado en el paciente, sus familias y su entorno.

Estos procesos me dan esperanza de que las nuevas generaciones van a poder hacer algo, tengan presente esa dimensión humana y la repliquen. Aún hay cosas que hacer, que crear, debemos seguir trabajando en mejorar la calidad de vida de los pacientes y su contexto. Por mi parte, cada semestre sigo descubriendo razones para reinventarme, capacitarme y seguir construyendo la actriz-docente que necesita el curso de Habilidades de Comunicación.

Jimena Zuluaga

. Actriz

Es un trabajo en el que todos ganamos y por lo general eso no pasa. En este trabajo todos ganamos porque cada vez que vamos, además de contribuir con el proceso, de dejar esa pequeña huella que se a va a multiplicar, para mí, personalmente, es un trabajo de actuación intenso, de práctica. Vemos que los profesores aprenden y los estudiantes aprenden, todos ganamos, es maravilloso por eso.

Estar trabajando en este proyecto es formar parte de la solución y eso me alegra muchísimo. Es un trabajo multiplicador: en cada clase, con cada situación, no estamos trabajando con un solo estudiante, porque entre los estudiantes también se transmiten la información. Me parece maravilloso pensar que el arte, que es lo que yo hago y lo que más me gusta hacer en la vida, puede trabajar de la mano con la ciencia, con lo educativo. Siento que el teatro puede servir a los demás.

Consuelo Gacha

. Actriz

Bibliografía

Aspegren, K. (1999). BEME Guide n.º 2. Teaching and learning communication skills in medicine: A review with quality grading of articles. *Medical Teacher, 21*(6), 563-570.

Aspegren, K. y LØnberg-Madsen, P. (2005). Which basic communication skills in Medicine are learnt spontaneously and which need to be taught and trained? *Medical Teacher, 27*(6), 539-543.

Barrows, H. (1993). An overview of the uses of standardized patients for teaching and evaluating clinical skills. *Academic Medicine-Philadelphia, 68*, 443-443.

Biggs, J. (1999). What the student does: Teaching for enhanced learning. *Higher Education Research & Development, 18*(1), 57-75.

Bosse, H., Nickel, M., Huwendiek, S., Jünger, J., Schultz, J. y Nikendei, C. (2010). Peer role-play and standardised patients in communication training: A comparative study on the student perspective on acceptability, realism, and perceived effect. *BMC Medical Education, 10*(1), 27.

Brown, J., Collin, A. y Duquid P. (1989) Situated Cognition and the Culture of Learning. *Educational Reserarch, 18*(1), 32-42.

Corvetto, M., Bravo, M., Montaña, R., Utili, F., Escudero, E., Boza, C. y Dagnino, J. (2013). Simulación en educación médica: Una sinopsis. *Revista médica de Chile, 141*(1), 70-79.

Costa, X., Carrió, F., Epstein, R., Rubiano, E., Aresté, J. y Martínez-Carretero, J. (2003). Aspectos comunicacionales: El reto de la competencia de la profesión médica. *Atención primaria, 32*(2), 110-117.

Dannefer, E. y Henson, L. (2007). The portfolio approach to competency-based assessment at the Cleveland Clinic Lerner College of Medicine. *Academic Medicine, 82*(5), 493-502.

Durante, E. (2006). Algunos métodos de evaluación de las competencias: Escalando la pirámide de Miller. *Revista del Hospital Italiano de Buenos Aires, 26*(2), 55-61.

Eco, U. y Cantarell, F. (1994). *Signo*. Barcelona: Labor.

Epstein, R. (2001). Comunicación, *burnout* y resultados clínicos: Más preguntas que respuestas. *Atención primaria, 27*(7), 511-513.

Fornells, J., Juliá, X., Arnau, J. y Martínez-Carretero, J. (2008). *Feedback* en educación médica. *Educación médica, 11*(1), 7-12.

Gómez, M. (2011) Transformación de concepciones y prácticas educativas en docentes del área de español. En A. Truscott, A. López y B. Peña (eds.), *Bilingüismo en el contexto colombiano: Iniciativas y perspectivas en el siglo XXI* (pp. 327-350). Bogotá: Ediciones Uniandes.

Hashim, M. (2017). Patient-centered communication: Basic skills. *American Family Physician, 95*(1), 29-34.

Hill, F. y Kendall, K. (2007). Adopting and adapting the mini-CEX as an undergraduate assessment and learning tool. *The Clinical Teacher, 4*(4), 242-248.

Jiménez, F. y Castillejo, J. (noviembre de 2005). Evaluación de la competencia clínica con pacientes simulados. *El médico interactivo*, 1-6.

Joyner, B. y Young, L. (2006). Teaching medical students using role play: Twelve tips for successful role plays. *Medical Teacher, 28*(3), 225-229.

Levinson, W., Lesser, C. y Epstein, R. (2010). Developing physician communication skills for patient-centered care. *Health Affairs, 29*(7), 1310-1318.

Lizarraga, S. y Ayarra, M. (2001). Entrevista motivacional. *Anales del sistema sanitario de Navarra, 24*, 43-53.

Mercado, S., Cassinelli, M. y Grez, A. (2008). Entrevista motivacional: ¿Cuál es su efectividad en problemas prevalentes de la atención primaria? *Atención primaria, 40*(5), 257-261.

Milan, F., Parish, S. y Reichgott, M. (2006). A model for educational feedback based on clinical communication skills strategies: Beyond the "Feedback Sandwich". *Teaching and Learning in Medicine, 18*(1), 42-47.

Millán, J., Palés, J. y Rigual, R. (2014). *Guía para la evaluación de la práctica clínica en las facultades de medicina, instrumentos de evaluación e indicaciones de uso*. Madrid: Unión Editorial.

Miller, G. (1990). The assessment of clinical skills/competence/performance. *Academic Medicine, 65*(9), s63-7.

Montoya, J. (2016) *El campo de los estudios curriculares en Colombia*. Bogotá: Ediciones Uniandes.

Moore, P., Gómez, G. y Kurtz, S. (2012). Comunicación médico-paciente: Una de las competencias básicas pero diferente. *Atención primaria, 44*(6), 358-365.

Moore, P., Gómez, G., Kurtz, S. y Vargas, A. (2010). La comunicación médico paciente: ¿Cuáles son las habilidades efectivas? *Revista médica de Chile, 138(*8), 1047-1054.

Moral, R. (2015). Una propuesta conceptual para orientar el desarrollo de un currículo en habilidades de comunicación médico-paciente. *Educación médica, 16*(1), 74-82.

Norcini, J. (2005). The mini clinical evaluation exercise (mini-CEX). *The Clinical Teacher, 2*(1), 25-30.

Okuda, Y., Bryson, E., DeMaria Jr., S., Jacobson, L., Quiñones, J., Shen, B. y Levine, A. (2009). The utility of simulation in medical education: What is the evidence? *Mount Sinai Journal of Medicine: A Journal of Translational and Personalized Medicine, 76*(4), 330-343.

Ordoñez, C. (2004). Pensar pedagógicamente desde el constructivismo: De las concepciones a las prácticas pedagógicas. *Revista de estudios sociales*, (19), 7-12.

Ordóñez, C. (2006). *Currículo: la necesidad y la forma de cambiar*. Ponencia presentada en el II Encuentro Pedagógico Ecuatoriano, Manta, Manabí, Ecuador.

Palacios, S. (2007). Uso de pacientes estandarizados en educación médica. *Revista de educación en ciencias de la salud*, *4*(2), 102-105.

Petra-Micu, I. (2012). La enseñanza de la comunicación en medicina. *Investigación en educación médica*, *1*(4), 218-224.

Posner, G. (1995). *Analyzing the Curriculum*. Boston: McGraw-Hill.

Rider, E., Hinrichs, M. y Lown, B. (2006). A model for communication skills assessment across the undergraduate curriculum. *Medical Teacher*, *28*(5), e127-e134.

Ritter Jr., R., Reis, M. y Rascoe, T. (2011). *Textbook of Family Medicine e-Book*. Filadelfia: Elsevier y Saunders.

Rogoff, B. (1996). *Apprenticeship in Thinking Cognitive Development in Social Context*. Nueva York: Oxford University Press.

Rosas, R. y Sebastian, C. (2001). *Piaget, Vigotsky y Maturana: Constructivismo a tres voces*. Buenos Aires: Aique.

Ryan, C., Walshe, N., Gaffney, R., Shanks, A., Burgoyne, L. y Wiskin, C. (2010). Using standardized patients to assess communication skills in medical and nursing students. *BMC Medical Education*, *10*(1), 24.

Sancho, C., Junyent, J., Argullós, J. y Clapés, M. (2015). El mini-CEX como instrumento de evaluación de la competencia clínica: Estudio piloto en estudiantes de medicina. *Revista de la Fundación Educación Médica*, *18*(2), 155-160.

Van der Vleuten, C. (1996). The assessment of professional competence: Developments, research and practical implications. *Advances in Health Sciences Education, 1*(1), 41-67.

Vigotsky, L. (1979). *El desarrollo de los procesos psicológicos superiores*. Barcelona: Crítica.

Watzlawick, P. (1991). *Teoría de la comunicación humana: Interacciones, patologías y paradojas*. Barcelona: Herder.

Wouda, J. y Van de Wiel, H. (2012). The communication competency of medical students, residents and consultants. *Patient Education and Counseling, 86*(1), 57-62.

Zoppi, K. y Epstein, R. (2002). Is *communification* a skill? Communication behaviors and being in relation. *Family Medicine, 34*(5), 319-24.

Capítulo 5

Habilidades de comunicación en la práctica clínica: enseñar aprendiendo

Elizabeth Moros Reyes, Lina María Latorre Ayala
y Daniel Enrique Suárez Acevedo

Introducción

En el primer capítulo se habló sobre cómo la formación por competencias, elegida como modelo educativo de nuestra Facultad de Medicina, implicó grandes retos para lograr un diseño curricular que diera cuenta de las diferentes destrezas que requiren desarrollar los estudiantes a lo largo de la carrera. En este sentido, una de las competencias básicas que debe aprender y dominar el médico al concluir su carrera son las habilidades de comunicación.

Asumir la enseñanza de las habilidades de comunicación era un gran desafío, debido a que el cuerpo de profesores de las áreas básicas y clínicas habíamos recibido una formación médica tradicional, que no contemplaba estrategias formales en destrezas comunicativas. De hecho, es nuestra Facultad una de las primeras en el país en incluir formalmente en el currículo esta asignatura.

CASO DE REFLEXIÓN

Alfredo se encuentra en una de sus primeras rotaciones clínicas en el hospital. Su profesor le ha pedido que haga la historia clínica de Claudia, la paciente de la habitación 503. Alfredo ingresa a la habitación y al aproximarse a la paciente, esta le dice, molesta, que no desea ser atendida por practicantes. Nuestro estudiante busca en sus recuerdos algunas de las estrategias que le enseñaron en el curso de Habilidades de Comunicación en segundo semestre y así sale del impase.

El modelo de entrevista que trae el sistema del hospital está diseñado para que el médico le pregunte al paciente por el motivo de la consulta, la enfermedad actual y sus antecedentes médicos. Alfredo recuerda la importancia de indagar sobre el contexto del paciente, su estilo de vida y hábitos; sin embargo, duda sobre cómo hacerlo y en qué momento, pues en el modelo de historia clínica no existe un espacio específico para ello, además, no ha visto a sus profesores hacerles preguntas sobre estos temas a los pacientes.

Cuando le presenta a su profesor la historia clínica, este se centra en los aspectos clínicos, los síntomas y su evolución, junto con los datos objetivos del examen físico; cuando Alfredo intenta comentarle sobre el contexto psicosocial de Claudia, el profesor no le prestan atención y le dice que esos datos no aportan al diagnóstico ni al plan de tratamiento actual del paciente y que no es un servicio de psiquiatría.

Con el diseño e implementación de los cursos de concentración de Habilidades de Comunicación I y II —que se describieron en profundidad en el cuarto capítulo— se dio un primer paso en la dirección deseada, pero con ello no finalizó el reto adquirido, ya que con igual o incluso mayor importancia surgió la necesidad de incluir este proceso formativo en los cursos clínicos de la carrera que se llevan a cabo en los espacios hospitalarios. Si bien tenemos estos cursos básicos, es fundamental que los estudiantes se apropien del modelo propuesto a lo largo de sus rotaciones clínicas. ¿Qué sucede con nuestros estudiantes cuando ingresan al hospital en quinto semestre y transitan con el paso del tiempo por los servicios de pediatría, medicina interna, cirugía y ginecología?, por mencionar tan solo las especialidades básicas por las cuales deben rotar; ¿qué estrategias estamos utilizando para asegurar el desarrollo de sus competencias en habilidades de comunicación?

En este capítulo se presentan algunas experiencias vividas por docentes clínicos de los servicios de pediatría y de urgencias que acompañan la formación de estudiantes de pregrado y en la cual se incluye de manera consciente y planificada el afianzamiento de las habilidades de comunicación. Aunque son especialidades diferentes, nos une un objetivo común: el entusiasmo de aprender cómo hacer más eficiente y satisfactoria nuestra forma de comunicarnos para el beneficio de nuestros pacientes y ser buenos modelos para nuestros estudiantes.

Profesores clínicos: del modelo biomédico al modelo centrado en la persona

La enseñanza y el aprendizaje de las habilidades de comunicación son hoy una competencia esencial, incluida en los estándares de formación por las principales entidades de educación médica en el mundo (Palés-Argullós, Nolla-Domnejó, Oriol-Bosch y Gual, 2010).

“”

Las voces de los docentes

Yo pienso que para los profesores clínicos el tema de la comunicación es muy importante. Una vez el paciente entra al ámbito hospitalario, el estudiante sabe cuál es el papel que debe desempeñar, la importancia de la comunicación y de ser respetuoso con el paciente al aproximarse a él, y no solo en la comunicación verbal, sino por medio de otros signos: como está vestido, como está arreglado, la actitud que tiene ante el paciente. Nuestros estudiantes siguen siendo adolescentes, los exponemos a los veinte años a ver pacientes, entonces tienen que tener una formación muy clara, una estructura mental muy definida sobre cómo comunicarse y relacionarse con un paciente, a pesar de su edad. Si saben hacerlo, los pacientes los reciben bien, pues les gusta que los traten con respeto y se comuniquen bien. Eso es muy valioso.

Ha habido ajustes que han mejorado el tema de la comunicación, como por ejemplo el hecho de que ahora los estudiantes roten en otros hospitales, al principio no salían de la Fundación Santa Fe. En Colombia, los estudiantes tienen la ventaja de encontrar diversidad en recursos, en tipos de pacientes. Y el reto está en que puedan comunicarse tanto en la Fundación Santa Fe como en otros espacios, y hacerlo bien, de forma asertiva, generando un ambiente de confianza, logrando entender cuál es en realidad el motivo de consulta y en qué le puede ayudar al paciente.

Andrés Sarmiento Rodríguez

. Profesor de Ginecología y Obstetricia,
exdecano de la Facultad de Medicina

Al referirnos a las habilidades de comunicación, estamos hablando de dos dimensiones fundamentales: una de ellas tiene que ver con la palabra, sus usos, significados y las reglas gramaticales; la otra, no de menor importancia, implica el manejo de los gestos faciales y de las manos, la postura corporal y las características de la voz, como el volumen, la fluidez y la velocidad. Estos son aspectos fundamentales para determinar no solo los contenidos de un mensaje, sino su capacidad para transformar el comportamiento de quienes participan en la interacción comunicativa, lo que cobra gran importancia en la relación médico-paciente. Gracias a la comunicación logramos entender a nuestros pacientes, saber qué les pasa, desde cuándo y cómo, comprender qué significa para ellos sus síntomas y cómo estos los afectan.

A su vez, la comunicación es esencial para transmitirles a los pacientes nuestra opinión sobre su estado de salud, la impresión diagnóstica, sus posibles causas, el pronóstico de su enfermedad y nuestras sugerencias para recuperar y mantener su condición de salud. Por lo tanto, es mediante nuestras habilidades de comunicación que construimos una relación de confianza y credibilidad, así logramos una alianza terapéutica, que de manera empática nos permite consolar y animar a nuestros pacientes, y en esa medida, contribuir a sus cambios de conducta, esenciales en el cuidado de su salud. En otras palabras, comunicándonos construimos la relación.

Por consiguiente, la comunicación no es tan solo una habilidad, es también una vía para entablar una relación con los otros y generar efectos en los participantes de dicha relación (Zoppi y Epstein, 2002). De allí que una de sus tareas esenciales, además de obtener y brindar información, sea construir una relación médico-paciente fuerte y terapéutica (Brunett *et al.*, 2001).

Ahora bien, el interés en la educación médica por el desarrollo de destrezas comunicativas no surge de la nada, responde a la necesidad de modificar en los escenarios clínicos el modelo biomédico, imperante en la aproximación hacia los pacientes, por otro más humano. Tal como se describió en el segundo capítulo, este nuevo modelo pone en el centro de atención a la persona y la relación que surge entre el médico y el paciente, tomando en cuenta la subjetividad presente en la vivencia de la enfermedad. Desde este modelo de atención las habilidades de comunicación se convierten en una herramienta indispensable.

“”

Las voces de los docentes

La comunicación de un médico con sus pacientes es vital, porque de eso depende todo. Lo que más dificultades genera es que uno cree que cuando se le está explicando algo al paciente, él está entendiendo, y la interpretación que él hace puede ser completamente diferente a lo que uno espera que entienda. Es importante no solo aprender a comunicarse, sino también aprender a comunicarse en los términos del paciente. Yo he notado que los estudiantes a veces son muy técnicos, eso nos pasa a todos en la vida, pero al explicarles a los pacientes se debe tratar de hacerlo en un lenguaje que entiendan. Yo no creo que a un paciente le importe que tiene una fractura oblicua de la tibia, por ejemplo; al paciente le interesa saber que se partió la pierna y qué va a hacer uno al respecto, a veces falta eso. Claro, también depende del paciente, en ocasiones uno explica muy poco o explica demasiado, pues no siempre es tan fácil omitir detalles, aquí lo importante es no asustar al paciente.

A mí jamás en la vida me dieron un curso de comunicación, creo que es superimportante porque uno tiene que entrenarse bien para hablar con la gente.

Constanza Moreno

- Docente de Ortopedia de la Facultad de Medicina

Pero todo esto, que tenemos la obligación de enseñar a nuestros estudiantes, no formaba parte de la educación médica tradicional en la cual nos formamos los médicos y especialistas en el siglo xx y que actualmente trabajamos en los diferentes hospitales universitarios del país. Nuestros programas no incluían el compromiso explícito con el aprendizaje de habilidades de comunicación, tampoco de un modelo de atención centrado en la persona, ni de otras competencias éticas y profesionales.

De hecho, el modelo tradicional no incluía la formación por competencias sino por contenidos, y se centraba en las ciencias básicas, como la anatomía y la fisiología, y las asignaturas clínicas; así, los estudiantes rotaban por las especialidades médicas y quirúrgicas principales. En este modelo la explicación de la enfermedad se realiza desde una mirada reduccionista que solo tiene en cuenta los procesos moleculares y celulares que puedan hacerse evidentes de manera objetiva. Esto desencadena un estilo frío, impersonal y técnico que deshumaniza la atención en la práctica clínica, y deja de lado aspectos subjetivos que determinan la dimensión del sufrimiento humano. Desde este paradigma biomédico, las habilidades comunicativas no son esenciales. Con preguntar algunos síntomas e informar —no siempre— un diagnóstico es suficiente. Frente al plan de manejo lo importante es transmitir unas órdenes médicas que en la fórmula escrita son generalmente ininteligibles, pues con ello bastaba.

Vale la pena indicar que todos tuvimos profesores que nos inspiraban por su amplia cultura universal, su profundo respeto por las personas, su capacidad empática y su excepcional forma de relacionarse y comunicarse con los pacientes, aspectos que combinaban con su amplio conocimiento y que los hacía verdaderos maestros ante nuestros ojos. Viéndolos a ellos aprendimos, en buena medida, la manera de tratar a nuestros pacientes. Sin embargo, el desarrollo de esas habilidades no se incluía en las estrategias curriculares, lo que llevaba a que su perfeccionamiento dependiera de factores aleatorios, como entrar en contacto con profesores que mostraban estos comportamientos o haber trabajado en estas habilidades a lo largo de la vida. De hecho, las habilidades de comunicación y nuestra destreza en ellas no formaban parte de nuestras preocupaciones en la formación, simplemente se daban por hecho y cada quien consideraba que las ponía en práctica de modo acertado. La literatura actual es clara en decir que las habilidades de comunicación no son solo un don natural, sino que pueden enseñarse y aprenderse; también se ha demostrado que pueden perderse con el tiempo y que disminuyen a lo largo de la carrera de Medicina si no se toman medidas efectivas para impedirlo (Rider, Hinrichs y Lown, 2006).

Ha sido durante los últimos treinta años, ante la presión de los mismos pacientes con sus frecuentes quejas y reclamos por la atención recibida, la judicialización de la actividad médica, la alta tensión en la relación médico-paciente e incluso la disminución del prestigio con que contaba el médico, lo que ha llevado a que diferentes voces reclamen una aproximación diferente de la Medicina, que incluya aspectos biopsicosociales, que se centre en la persona y no en la enfermedad, que tenga en cuenta los valores, creencias y emociones de los pacientes, que se preocupe por el tratamiento de las enfermedades pero además por su prevención y por la promoción de estilos de vida saludables (Suárez-Cuba, 2012). En un modelo así, las habilidades de comunicación cobran importancia y se hacen indispensables.

Por lo tanto, el primer paso para cumplir con nuestra tarea de enseñar habilidades de comunicación fue reconocer nuestras falencias en la formación e iniciar un proceso reflexivo que nos permitiera dar cuenta de en qué punto estábamos frente a estos retos. Allí surgieron varias preguntas: ¿seríamos capaces de enseñar algo que no habíamos aprendido?, ¿podríamos cambiar nuestra forma de comunicarnos con los pacientes después de tantos años de trabajo? Cuestionar nuestras formas de hacerlo, mirarnos a nosotros mismos, analizar lo que hacíamos a la luz de lo que dicen los textos, discutir, llenarnos de razones y comenzar a introducir en nuestras actividades docentes y asistenciales estos aprendizajes ha sido la forma y el proceso para lograrlo. Practicarlo con nuestros pacientes en la consulta también nos sirvió para mejorar nuestras entrevistas, lo que ha conducido a obtener resultados exitosos en situaciones difíciles, a mejorar su satisfacción y la adherencia a los tratamientos. Todo ello permitió que en las sesiones de clase nos fuera más fácil enseñarlo, demostrarlo y aplicarlo.

Este, sin duda, ha sido un proceso de enseñar aprendiendo. Hemos asumido esta labor, que en primer lugar nos ha trasformado a nosotros mismos, a partir de las exigencias propias de nuestras especialidades, la experiencia a lo largo de años de práctica clínica, el apoyo en la amplia bibliografía que en los últimos veinte años se ha escrito sobre el tema y el trabajo con el grupo de docentes. Con nuestros colegas y alumnos hemos podido reconocer que después de enfrentar esta tarea, nuestra práctica clínica se ha enriquecido al entender y tener las herramientas propias de la comunicación humana, que nos han llevado a un mejor entendimiento de nuestros pacientes, de sus emociones y necesidades, al mismo tiempo que hemos abordado de forma empática no solo su diagnóstico y plan de manejo, sino principalmente el sufrimiento desencadenado por la enfermedad.

Esto, a su vez, ha hecho que nuestra práctica clínica, siempre llena de dificultades, sea más amable y satisfactoria para nosotros mismos. La conceptualización del trabajo clínico debe ser consistente con otras experiencias de la vida cotidiana, como la relación con los hijos, la pareja, los colegas y los amigos. ¿Quién podría negar que la escucha activa, la empatía y el diálogo enriquecen nuestras relaciones? Discutimos menos, compartimos y obtenemos más, somos menos autoritarios, enriquecemos nuestras ideas con la opinión de los demás, no nos estancamos en discusiones estériles y logramos un compromiso con las decisiones que tomamos en conjunto para alcanzar objetivos comunes.

“”

Las voces de los docentes

El inicio de mi ejercicio profesional como médico, como el de todos los profesionales recién graduados, tuvo una mezcla de incertidumbre sobre si la preparación académica y la solidez de mis conocimientos teóricos eran suficientes para sortear las responsabilidades del año rural. A medida que fueron pasando los meses y fui afianzando las competencias del saber y del saber hacer, sintiéndome más segura de mi formación, se hizo evidente que había un aspecto del ser humano al cual no era fácil llegar con estadísticas médicas, datos epidemiológicos, teorías científicas ni experticia manual. Ese aspecto era la capacidad de comunicar ese conocimiento adquirido de manera empática, pero sobre todo de manera clara para cualquier interlocutor.

Empecé de forma autodidacta e intuitiva a mejorar la trasmisión oral de mis prescripciones médicas, más por el afán de que fueran entendibles, en un esfuerzo por mejorar la salud del individuo, y en este camino fui observando que los resultados clínicos desfavorables eran mejor llevados tanto por el paciente como por sus familias si la comunicación inicial era lo suficientemente cálida y explícita.

Tras veinte años de ejercicio profesional tuve la oportunidad de participar como profesora en el curso de Habilidades de Comunicación II de la Facultad de Medicina de la Universidad de los Andes, en el que me encontré con la grata oportunidad de aprender a sustentar y a refinar aún más las competencias que había adquirido en mi experiencia personal, y con sorpresa entendí que, a pesar de mi papel de docente, era una estudiante más del curso y que podía seguir aprendiendo en un tema que hoy, más que nunca, considero que es el pilar del éxito de cualquier médico. Lamento que la mitad de mi vida profesional haya transcurrido sin conocer estas bases teóricas y fundamentales de la educación médica, y como nadie aprende de la experiencia ajena, solo espero que este tipo de cursos sean de cumplimiento obligatorio en todas las escuelas de medicina.

Natalia Mejía Gaviria
. Decana de la Facultad de Medicina

“” Las voces de los estudiantes

Como médicos, muchas veces estamos en posición de entregarles a los pacientes los recursos para que puedan curarse, excepto en los casos en los que se requiere de una cirugía y en emergencias, allí el médico interviene, pero el éxito terapéutico depende de que el paciente esté del mismo lado del médico, que esté de acuerdo con las intervenciones y que conozca sus beneficios. Por muy efectivo que sea un medicamento, no va a servir de nada si el paciente no se lo toma, y aunque prescribir correctamente libera al médico de la responsabilidad legal del fallo terapéutico, no lo libera de la falla ética.

Mateo Andrade

. Estudiante de quinto semestre de Medicina

Cuando uno llama al paciente por su nombre, se preocupa por saber quién es el acompañante, por conocer un poco más de su vida, uno obtiene mejores resultados en la anamnesis, fluye la comunicación y se logra recolectar mucha más información, ya que la gente siente confianza.

David Ramírez

. Estudiante de octavo semestre de Medicina

En el curso de Habilidades de Comunicación nos enseñan cómo validar la preocupación de la otra persona sin necesidad de darle razón automáticamente o poner el problema en manos del paciente. Me acuerdo mucho en la rotación de pediatría de una mamá que tenía una preocupación relacionada con su proceso de lactancia y quería darle fórmula al niño. No se trataba de que su preocupación no fuera válida ni de que no supiéramos qué hacer como médicos, tampoco se trataba de decirle que no le podía dar fórmula. Al tratar de entender su preocupación, empezamos a hablar, la mamá sentía que no le bajaba suficiente leche y que el niño no se estaba alimentando bien. Nuestra percepción era distinta, el niño estaba rozagante, tenía buen peso y estaba creciendo bien. Entonces, en vez de decirle que no le íbamos a dar la fórmula, le dijimos que íbamos a ver el proceso de crecimiento del niño y dependiendo de cómo fuera este miraríamos si era necesario darle más o menos alimento y si podíamos adicionarle la fórmula. Como respuesta a esto la mamá me dijo: "Perfecto, entonces ¿es posible que con lo que le esté dando sea suficiente?". Así logramos llegar a un acuerdo, ella se sintió tranquila y disipamos su preocupación al validarla.

Miguel Villarreal

- Estudiante de octavo semestre de Medicina

Hay pacientes que llegan a la consulta con una excusa inventada, pero si se sienten seguros y tranquilos te cuentan cuál es su verdadero motivo de consulta, el cual no necesariamente tiene que ver con lo que dicen al principio. Me acuerdo de un paciente en urología que me dijo que él venía a controles por una incontinencia urinaria. Nos quedamos hablando mientras el doctor llegaba, hablamos de otras cosas y logramos establecer una buena relación; hubo empatía, *rapport*, y entonces al final le pregunté si había algo más que quería añadir sobre la consulta. Después de que me había echado el cuento de la incontinencia urinaria, me dijo: "Sí, la verdad yo estoy acá porque llevo con prurito en el pene hace bastante tiempo". Yo siento que si no hubiera logrado esta relación con él, muy probablemente nos hubiéramos quedado con su incontinencia urinaria y nunca hubiera contado la razón real de por qué había ido a consulta.

Acá, en la Fundación Santa Fe, hay doctores que nos hacen indagar por el contexto biopsicosocial de los pacientes, nos hacen ir más allá del simple diagnóstico. Un profesor de cirugía nos decía que si no sabíamos el nombre de la hija del paciente que íbamos a operar era como si no hubiéramos visto al paciente. No nos preguntaba por detalles, pero sí nos hacía ir más allá de la simple patología. En otros hospitales sucede lo opuesto, no llega "Rosita" sino que llega "una apendicitis".

Catalina Meléndez

- Estudiante de noveno semestre de Medicina

La enseñanza de habilidades de comunicación en los escenarios clínicos

Aunque nos referimos al modelo biomédico tradicional en tiempo pasado, la realidad es que aún hoy los estudiantes al ingresar al hospital encuentran un panorama muy parecido al que se enfrentó Alfredo, en el caso que relatamos al inicio del capítulo. Y esto no debe sorprendernos, pues como ya lo dijimos, la mayoría de quienes ahora somos profesores fuimos formados según ese modelo.

Los estudiantes que han tenido una aproximación inicial a las habilidades de comunicación en el curso de segundo semestre y al modelo de atención centrado en la persona se enfrentan desde quinto semestre, al ingresar al hospital, con esquemas de corte biomédico. Las historias clínicas digitalizadas no cuentan con espacios específicos para reportar los hallazgos psicosociales, y en muchos casos tampoco permiten registrar los estilos de vida.

Para enfrentar esta dificultad y continuar con los objetivos de aprendizaje propuestos a lo largo de la carrera se comenzó a incluir muy tempranamente en los cursos básicos de Habilidades de Comunicación a los profesores de atención clínica, para que hicieran un puente entre el modelo abordado en estos cursos y los servicios en los cuales rotan los estudiantes. Al principio, se invitó a participar en ellos a los profesores de especialidades como pediatría, medicina familiar y psiquiatría, que desde su origen han tenido una perspectiva de atención más amplia e integral, debido al tipo de pacientes y las problemáticas que abordan. En tiempos recientes se ha venido incorporado al equipo profesores de medicina interna. Nuestra tarea es trasladar estos aprendizajes a las rotaciones clínicas de los estudiantes.

Aunque las actividades en los escenarios de práctica varían, en general, en los servicios de atención hospitalaria, a los estudiantes se les asignan pacientes y de acuerdo con su nivel de formación deben comenzar a interactuar con ellos para cumplir diferentes tareas: elaborar una anamnesis, hacer un examen físico, realizar un ejercicio diagnóstico y aproximaciones al posible tratamiento de los pacientes, entre otras. Los estudiantes deben elaborar historias clínicas y llevar bitácoras de cada paciente visto y del procedimiento asistido.

Uno de los aspectos fundamentales en el proceso de aprendizaje es la discusión que se realiza sobre cada paciente con todo el grupo de estudiantes y sus profesores. Y es en ese espacio en el cual los docentes deben poner sobre la mesa e indagar con sus estudiantes de manera explícita cómo vivieron la interacción con el paciente, qué pasó en el proceso comunicativo, que técnicas de entrevista fueron utilizadas, cuáles fueron los aspectos emocionales que se detectaron en el paciente, cómo es el contexto social y familiar en el que este vive y cuáles son sus hábitos y su estilo de vida en general. Solo si el profesor tiene en cuenta estos aspectos, el estudiante podrá apropiarse de ellos en su ejercicio clínico cotidiano. Por el contrario, si el proceso de análisis y reflexión se centra exclusivamente en aspectos patológicos, fisiológicos y terapéuticos, continuaremos con una formación disociada que dificultará que las competencias deseadas se desarrollen en el nivel esperado.

También es de gran importancia que los estudiantes observen a sus profesores en la interacción con los pacientes y sus familias desde el modelo que hemos elegido. Poco logramos si el discurso teórico se disocia de la práctica. Los profesores deben ser un modelo virtuoso en todo lo relacionado con el trato al paciente, con sus formas de comunicación y su mirada amplia e integral sobre la salud y la enfermedad de este.

Así mismo, es importante resaltar que los escenarios clínicos generan grandes ventajas para el aprendizaje que se deben aprovechar. Una de ellas es que los pacientes permanecen varios días allí y los estudiantes tienen suficiente tiempo para interactuar con ellos, lo que genera una inmejorable oportunidad para poner en práctica el modelo de atención centrado en la persona y sus habilidades de comunicación. Los servicios de pediatría también son ideales para ampliar el marco de relación del paciente hacia la familia, pues es habitual que los niños hospitalizados, que llegan por urgencias o a consulta externa siempre estén acompañados por sus padres. En este campo, los estudiantes cuentan, además, con la asesoría de sus profesores, médicos pediatras que han sido tradicionalmente especialistas que tienen en cuenta el valor del entorno y de los aspectos psicosociales como factores asociados a la enfermedad y al proceso de recuperación. Resaltamos también el apoyo recibido por los especialistas en medicina familiar que trabajan en diferentes servicios del hospital, no en vano ha sido en esta especialidad en la que se ha desarrollado buena parte de la literatura relacionada con las habilidades de comunicación y otros temas humanísticos.

Por lo anterior, en el curso de Habilidades de Comunicación de noveno semestre el apoyo clínico se realiza desde las áreas de medicina familiar, pediatría, psiquiatría y medicina interna. Los profesores especialistas han sido de una u otra manera la punta de lanza en los escenarios clínicos, quienes implementan el modelo que permite una aproximación más empática, humana y compasiva al paciente. Sin embargo, nos engañaríamos si dijéramos que en todos los servicios clínicos se ha adoptado de manera consciente el desarrollo planificado de las habilidades comunicativas. Cuando nuestros estudiantes llegan a este segundo curso de Habilidades de Comunicación son testigos de una nueva tensión entre ambos modelos y tienen de nuevo dificultades para incluir en sus entrevistas clínicas a pacientes simulados los elementos de la atención centrada en la persona; por ello, resulta estratégico que los dos cursos se realicen en diferentes momentos de la carrera.

En el segundo curso, y con la participación permanente del equipo de profesores mencionado, las estrategias se centran en fortalecer sus habilidades alrededor de la comunicación clínica.

Los estudiantes se enfrentan a pacientes simulados, realizan el ejercicio completo de explorar sus problemas de salud para lograr una aproximación diagnóstica, pero más importante que esto, pueden comunicarle a su paciente ese diagnóstico y discutir con él un plan de manejo. Cobra especial interés en los escenarios simulados la comunicación orientada a la educación del paciente y la promoción de estilos de vida saludables. Para ello nos apoyamos en el modelo de la entrevista motivacional (Lizarraga y Ayarra, 2001), que es consistente con el modelo de atención centrado en la persona, el ejercicio empático y el uso adecuado de habilidades y técnicas comunicativas.

En el curso también se hace énfasis en el abordaje de las diferencias étnicas, culturales y sociales, que encontramos con frecuencia en nuestra población, y diseñamos entrevistas específicas en las que se exploran aspectos relacionados con los estilos de vida, entre ellos la sexualidad, el consumo de sustancias, la actividad física y la alimentación. Además, los estudiantes realizan un módulo centrado en el manejo de situaciones difíciles, partiendo de la experiencia paradigmática de tener que dar malas noticias. Consideramos que estos aprendizajes son esenciales para los estudiantes en los escenarios clínicos de sus últimos semestres, en los cuales realizan rotaciones por los servicios de ginecología y obstetricia, urología, rehabilitación, psiquiatría y urgencias, lo mismo que para llevar a cabo su práctica de internado en decimoprimer y decimosegundo semestre.

Otro elemento para tener en cuenta frente a la educación médica en los escenarios clínicos está relacionado con los elevados niveles de estrés que estos desencadenan en los estudiantes. No es extraño encontrar en nuestros alumnos manifestaciones depresivas, cansancio, déficit de sueño y otros síntomas que disminuyen su bienestar y que impactan en su desempeño. Al respecto, un modelo de atención centrado en la persona y el ejercicio consciente de las habilidades comunicativas no solo con los pacientes, sino también con sus compañeros y profesores, puede ser esencial para poder abordar el malestar que el ejercicio clínico desencadena. También es claro y está documentado que desde este modelo se incrementa la satisfacción de los pacientes y los médicos, lo cual ayuda a contrarrestar la aparición de trastornos depresivos, como el síndrome de *burnout*.

Vale la pena señalar aquí que en los dos modelos descritos, la forma de hacer docencia también cambia. En la formación tradicional la relación docente-estudiante es por lo general vertical y autoritaria, mientras que en el modelo de atención centrado en la persona la relación entre docentes y estudiantes tiende a ser más horizontal y está mediada por las habilidades comunicativas, lo que permite un diálogo más edificante, con procesos de encuentro más reflexivos, amables y respetuosos.

Logros, aprendizajes y retos

Tal vez el logro más importante en este recorrido ha sido hacer visibles las habilidades comunicativas, sacándolas del currículo oculto e incluyéndolas en su estructura, implementando estrategias específicas para su enseñanza y su evaluación, tal como se describen en el cuarto capítulo. El hecho de tener dos cursos de concentración a lo largo de la carrera permite ver la importancia de la competencia y su enseñanza.

A pesar de tener un cuerpo docente sin una educación formal en habilidades de comunicación, el reto ha sido asumido con entereza, y quince años después podemos considerarnos un grupo pionero, ya experimentado en esta labor. El trabajo en equipo entre profesores de planta y profesores clínicos ha sido dinámico y nos ha permitido diseñar e implementar diferentes estrategias, tanto en escenarios simulados como en escenarios clínicos, que le ayudan al estudiante a afianzar sus competencias comunicativas.

Año tras año ganamos terreno para implementar el modelo de atención centrado en la persona, cuyo eje de aplicación se encuentra en las habilidades comunicativas. En el momento contamos con pediatras, médicos familiares, psiquiatras e internistas, que participan en los cursos y son referentes en los escenarios clínicos donde promueven el modelo y el desarrollo de las habilidades comunicativas en las actividades clínicas en las cuales están involucrados los estudiantes.

Nuestro reto actual es que este modelo se convierta en un sello de atención en todas las especialidades médicas y quirúrgicas, y que el análisis y la evaluación de la relación médico-paciente y las habilidades de comunicación formen parte de los procesos de retroalimentación que los profesores realizan con sus estudiantes. En diversos escenarios, como el comité curricular y el Consejo de Facultad, así como en los procesos de acreditación y revisión curricular, existe la conciencia de la necesidad de continuar alineando los diferentes programas académicos para lograr el desarrollo de las competencias definidas para nuestros estudiantes, entre ellas las habilidades comunicativas. También es necesario continuar tendiendo puentes entre las asignaturas básicas de Habilidades de Comunicación y los diferentes cursos en escenarios clínicos y quirúrgicos. Una propuesta en ciernes es ofrecer cursos de educación continuada a médicos graduados y especialistas para reforzar sus destrezas comunicativas.

Asimismo, es importante resaltar que el esfuerzo invertido ha comenzado a dar frutos y nuestros estudiantes de últimos semestres y egresados ya son identificados en las instituciones donde hacen sus prácticas o donde ingresan a trabajar por sus buenas habilidades comunicativas con los pacientes y con el equipo de trabajo. Su desempeño también ha sido sobresaliente en exámenes nacionales e internacionales en los que se evalúan estas competencias.

Por último, consideramos necesario desarrollar proyectos de investigación que nos permitan recoger evidencias en nuestro entorno, con el fin de constatar que las habilidades comunicativas y el modelo de atención centrado en la persona permiten obtener mejores resultados clínicos, mayor satisfacción del paciente, adherencia al tratamiento y más satisfacción también para el médico.

Las voces de los egresados

Las habilidades de comunicación nos ayudan a elegir el camino que debemos tomar. Yo roté con varios internistas durante mi formación, pero decidí hacer el módulo electivo con una persona que para mí era un ejemplo a seguir. Los dos profesores por los cuales hubiera podido optar son muy buenos en términos académicos, pero la elegí a ella para poder aprender sobre la forma como trata a los pacientes, como les explica, se toma el tiempo y maneja la situación durante la consulta. Para mí, el médico que trata bien a su paciente y además es sobresaliente por sus conocimientos es a quien uno tiene que seguir. De nada vale saber mucho, aunque admiro muchísimo esto, si son malos tratando al paciente. Cuando me tocaba consulta con profesores así, prefería quedarme afuera o ir a otro consultorio, porque me incomodaba estar mirando al paciente, mientras que el doctor no se interesaba en él, para algunos de ellos pareciera que el paciente no existe.

Juan Sebastián Arias

- Egresado en el 2016

Cuando era estudiante estuve involucrado en el caso de un paciente con un trasplante hepático, quien estaba muy mal. Teníamos un gran aprecio por la familia y cuando el paciente murió, todos sufrimos de depresión, estábamos muy mal. Recordamos que en una clase nos habían hablado sobre la importancia de cuidarnos entre los médicos, de hablar entre pares, e hicimos una reunión para discutir lo que había pasado. Allí lloramos y nos desahogamos. El hecho de poder hablar y expresarnos con nuestros pares nos permitió encontrar un equilibrio emocional.

Jonathan Molina

- Egresado en el 2016

Urgencias y salas de cirugía son los lugares más desafiantes en el sentido de comunicarse bien con el paciente. En salas de cirugía el paciente está más vulnerable, está en un lugar desconocido para él. Uno como estudiante tiene que preguntar cosas muy puntuales, si desayunó o no, qué medicamentos toma, debe construir en muy poco tiempo la historia clínica. El personal de salud ya conoce el ritmo, pero para uno como estudiante es muy estresante. Hay muchos egos, hay otras normas, poco tiempo, poco contacto. En salas de cirugía, paradójicamente, me servía mucho el silencio. Poder decir: "Entiendo que esté preocupado". Otras estrategias como los silencios, las repeticiones, las preguntas abiertas y circulares permiten aliviar la ansiedad que le genera al paciente estar desnudo en una sala de cirugía. Hay que considerar que las habilidades de comunicación son muy útiles y sirven en cualquier contexto.

Natalia

- Egresada en el 2019

En la parte académica, el primer momento en que uno usa las habilidades de comunicación es en la carrera, cuando empieza a ver pacientes, en quinto, sexto y séptimo semestres, esta es, sin duda, la base de nuestra formación como médicos para entrevistar a los pacientes y examinarlos. Muchos dirán que "eso nos lo enseñan en Semiología", pero Semiología se encargó de enseñarnos definiciones, cómo palpar y ese tipo de cosas. Pero cómo aproximarse al paciente y a la familia, sin duda nos lo enseñan es en segundo y tercer semestres.

Mi novia, que también es egresada de Los Andes, está haciendo su residencia. Ella es la residente a quien llaman para resolver los problemas de los pacientes. Ella dice que es justamente por esas enseñanzas que le dejó el curso. Por más vergüenzas que pasó durante las clases, aprendió bastante bien y la llaman justo para resolver problemas de comunicación. Ella usa las estrategias que nos enseñaron todos los días, porque los pacientes de cirugía se molestan debido a que ningún cirujano habla con ellos.

Los pacientes no saben quién los operó, pero sí sabe quién es ella, y si se la encuentran en la calle la reconocen, porque se tomó el tiempo para hablarles.

Juan Sebastián Arias

- Egresado en el 2016

Una de mis primeras rotaciones en la residencia de psiquiatría en Estados Unidos fue en un hospital de veteranos. Tuve tres pacientes al tiempo, los tres muy complicados, sobre todo con dificultades a nivel emocional. Como interno recién llegado te sientes fuera de lugar y asustado, pero al final de la rotación descubres que la relación que entablaste con ellos fue muy buena. Esa fue una situación específica en la que las evaluaciones que me hicieron mis profesores fue muy buena, hablaban de lo difíciles que eran los pacientes, y creo que, en parte, mi desempeño se debió a que mis habilidades de comunicación eran mejores de lo que se esperaban de un interno. Sobre todo al principio de la residencia sentía que en comparación con mis compañeros estaba más cómoda, era más independiente en mis rotaciones clínicas y podía manejar pacientes difíciles. Creo que en ese sentido la curva de aprendizaje fue menos empinada que como lo fue para otras personas.

La evaluación que me hicieron decía lo siguiente: "La doctora Londoño estuvo en el hospital por muy poco tiempo, tres semanas, pero demostró unas habilidades clínicas y una iniciativa que estaban muy por encima de las de un residente durante su primera rotación. Logró manejar maravillosamente situaciones familiares difíciles y reuniones con familiares, cuando fue puesta a prueba".

Alicia Londoño

- Egresada en el 2013

Escuché a enfermeras del Hospital de Bosa y de Vista Hermosa decir: "¿Usted es de Los Andes? ¡Qué bueno! Ustedes son chéveres, son muy amables, son diferentes. Son buenos médicos en todos los sentidos". La gente entiende o define el término *buen médico* más que por el conocimiento que uno tiene, por la forma en que se relaciona con los demás. Eso es lo que yo veo, porque el conocimiento está en los libros y uno sabe dónde buscar la información.

Ana Paola Ríos Cabra

. Egresada en el 2012

Bibliografía

Borrell-Carrio, F., Suchman, A. y Epstein, R. (2004). The biopsychosocial model 25 years later: Principles, practice and scientific inquiry. *Annals of Family Medicine, 2*(6), 576-582.

Brunett, P., Campbell, T., Cole-Kelly, K., Danoff, D., Frymier, R., Goldstein, M., Gordon, G., Klass, D., Kurtz, S., Laidlaw, J., Lang, F., MacLellan, A., Makoul, G., Miller, S., Novack, D., Rider, E., Simon, F., Sluyter, D., Swing, S., Weston, W. y Whelan, G. (2001). Essential elements of communication in medical encounters. The Kalamazoo Consensus Statement. *Academic Medicine, 76*(4), 390-393.

Cuba-Fuentes, M., Contreras, J., Ravello, P., Castillo, M. y Coayla, S. (2016). La medicina centrada en el paciente como método clínico. *Revista médica herediana, 27*(1), 50-59.

Gracia, D. (1998). *Bioética clínica*. Bogotá: El Búho.

Lizarraga, S. y Ayarra, M. (2001). Entrevista motivacional. *Anales del Sistema Sanitario de Navarra, 24*(suplemento 2), 43-53.

Palés-Argullós, J., Nolla-Domnejó, M., Oriol-Bosch, A. y Gual, A. (2010). Proceso de Bolonia I: Educación orientada a competencias. *Educación médica, 13*(3), 127-135.

Rider, E., Hinrichs, M. y Lown, B. (2006). A model for communication skills assessment across the undergraduate curriculum. *Medical Teacher, 28*(5), 127-134.

Suárez-Cuba, M. (2012). La medicina centrada en el paciente. *Revista médica La Paz, 18*(1), 67-72.

Zoppi, K. y Epstein, R. (2002). Is communication a skill? Communication behaviors and being in relation. *Family Medicine, 34*(5), 319-324.

Capítulo 6

Aprender a hacer historias clínicas, aprender a ser médico: el diagnóstico clínico como práctica, comunicación y relación

Carlos Alberto Uribe y Santiago Martínez Medina

En este capítulo se ofrece un argumento radical y poco convencional. En la medicina biomédica contemporánea, denominada medicina científica, el "hacer historias clínicas" y el "hacer clínica" no son dos cosas diferentes. Por tanto, aquí se mostrará cómo, cuando un estudiante neófito de medicina aprende a hacer historias clínicas, de manera paralela y simultánea aprende a ser médico.

Saber hacer historias clínicas es fundamental para todo médico. Este es un propósito central de los años de entrenamiento clínico. Si se le pregunta a un médico por un caso clínico, este, como experto en diagnósticos, a partir de la queja que motiva la consulta, inicia siempre una batería de preguntas más o menos estandarizadas, tendientes a determinar lo que sucede en el cuerpo del paciente. Sus preguntas siguen una secuencia particular, aún si se trata de uno de esos casos comunes en los que el profesional es "consultado" por fuera del espacio formal del encuentro médico-paciente y, por tanto, no es necesario consignar un historial clínico concreto.

La historia clínica no es, pues, solo un formato. Además de ser un documento de comunicación tiene la particularidad de formar parte de la comprensión de la enfermedad cuando emerge como realidad clínica. Al mismo tiempo, es el medio en el que se organiza, en un nivel sensorial y desde la experiencia, el vínculo que permite el diagnóstico. La historia clínica dirige el proceso de comunicación que conduce a determinar la enfermedad en la relación clínica. En términos más tajantes, la historia clínica es una materialización de la relación médico-paciente, es la clínica en la práctica.

Esta es la razón por la cual el aprendizaje clínico de los estudiantes de medicina empieza siempre con las historias clínicas. En el ámbito de la comunicación, que es el objetivo de este libro, no es posible aprender a comunicarse como médico sin hacerlo por medio de la elaboración de las historias clínicas. De hecho, en una conversación informal se reconoce fácilmente a alguien que sabe de medicina por la manera como indaga sobre el malestar del otro, una forma que tiene implícita la práctica de la historia clínica.

En la formación más tradicional, la historia clínica solía hacerse junto a la cama del paciente. El maestro, tutor de los neófitos, modulaba y evaluaba los conocimientos y el desempeño de sus pupilos a partir de cómo hacían estos los registros clínicos con base en la discusión del caso. En algunas facultades de medicina más contemporáneas, aprender a hacer historias clínicas implica, además, otros recursos, por ejemplo, la escenificación teatral de los casos. Actores entrenados hacen las veces de enfermos con la intención de verificar los conocimientos de los estudiantes, siempre por medio de sus historias clínicas, de su proceso y su culminación, como se menciona en el cuarto capítulo de este libro.

Para muchos médicos, el primer paciente en el curso de Semiología —por tradición el primero y el más esencial de los cursos clínicos— encarna el encuentro clínico inicial, precisamente porque con este se debe hacer el primer historial médico. A partir del mismo, en un lento pero ininterrumpido proceso, los estudiantes se van apropiando de la estructura de la historia, convirtiéndola en su propia forma de organizar los síntomas de las enfermedades de las personas y en su propia exploración sensorial en el proceso de diagnóstico; es decir, van haciéndola el vehículo preeminente de su comunicación verbal y no verbal, táctil y experiencial, con el paciente.

El nuestro es un argumento del todo empírico. En efecto, es el resultado de una investigación etnográfica realizada en la Facultad de Medicina de la Universidad de los Andes[1]. Acorde con los resultados del trabajo de campo, proponemos que la acción mediante la cual surge la enfermedad como diagnóstico en el encuentro médico-paciente es, en principio, la de hacer la historia clínica. Si se prefiere una fórmula alternativa, al realizar la historia clínica el médico participa del hacer evidente la enfermedad, la pone en escena. Este postulado tiene implicaciones importantes:

1. Al decir que en los escenarios clínicos contemporáneos la enfermedad emerge con la historia clínica estamos diciendo que la acción de diagnosticar es inseparable del hacer historias clínicas.

---

1 En esta investigación, realizada entre el 2010 y el 2013, participaron, entre otros, Carlos Alberto Uribe, Santiago Martínez, Elena María Trujillo y Daniel Suárez. La investigación lleva por título "El arte de la palabra en la educación médica: habilidades comunicativas y narrativas en un mundo basado en la evidencia", y fue un esfuerzo conjunto de la Red de Etnopsiquiatría: Estudios Sociales y de la Cultura (del Departamento de Antropología de la Universidad de los Andes); el Grupo de Investigación en Salud Pública, Educación y Profesionalismo (de la Facultad de Medicina de la Universidad de los Andes); el Centro de Investigación y Formación en Educación ([CIFE], de la Universidad de los Andes), y el Hospital Universitario Fundación Santa Fe de Bogotá..

2. En la medida en que solo se puede hacer la historia clínica con el paciente, la enfermedad diagnosticada es un resultado de la comunicación entre el médico y el paciente. Por ende, todo diagnóstico puede pensarse como un hecho comunicativo.
3. Debido a que la comunicación está mediada por una serie importante de momentos, actores, tecnologías y prácticas, la enfermedad diagnosticada puede pensarse en términos de acción, esto es, como un proceso.
4. Si se trata de un proceso, el diagnóstico está siempre sujeto a cambios, fluctuaciones y reconsideraciones. Empíricamente, la realidad no definitiva de todo diagnóstico es también la historia clínica que crece y se complejiza.

El médico piensa y siente al hacer las historias clínicas. Ahora bien, este no es un proceso en una sola dirección, en la medida en la que el paciente se vuelve "paciente" gracias a la historia clínica. Aun sin advertirlo, las palabras y los malestares que detecta el paciente en sí mismo, como sujeto enfermo, se dan gracias a la historia. Es así como la enfermedad brota en la relación clínica como una deducción, un conjunto de sensaciones y una experiencia. De un acto cotidiano, que a primera vista parece tratarse solo de documentar, surge la clínica como un entramado de entidades heterogéneas, que incluyen, al menos, al médico, al paciente y la enfermedad[2].

---

2 El listado de participantes se multiplica en la práctica clínica contemporánea. Habría que incluir a otras personas, como médicos que tienen que ver con el caso y el personal sanitario, los familiares y amigos del enfermo, así como también tener en cuenta otras herramientas, como exámenes que involucran imágenes y paraclínicos. Incluso debemos incluir otras prácticas no propiamente clínicas que interfieren con la clínica, como aquellas administrativas relacionadas con el acceso a los servicios y el aseguramiento. Debido a que se salen de los propósitos de este capítulo, nos dedicaremos a pensar la historia clínica en la triada médico, paciente y enfermedad. Por último, en Habilidades Comunicativas I los estudiantes aprenden a hacer historias clínicas desde la triada anterior, por razones pedagógicas.

En un registro un tanto diferente, el postulado que desarrollaremos hace eco de lo que dicen los viejos maestros de medicina que aún enseñan en aulas y hospitales: en la medida en que la enfermedad se descubre en el proceso del diagnóstico es preciso ser cuidadoso con él mismo. Un buen médico escucha y toca con cuidado, al tiempo que sabe dudar de sus propias conclusiones. Por eso, ese buen médico está abierto a reconsiderar los hechos clínicos, en especial en los casos más difíciles, porque de ello depende la vida del paciente. Para este profesional, el diagnóstico no es solo un hecho real, sino que es fundamentalmente un motivo de preocupación, de trabajo, de interés y de cuidado. Un buen médico sabe que la enfermedad en términos ontológicos depende de su trabajo con el enfermo, por lo que aun más peligroso que un diagnóstico erróneo es un diagnóstico que no se puede poner en duda, que no es tratado como un proceso inacabado, contingente y continuo.

Aprender a ser médico aprendiendo a hacer historias clínicas: algo de teoría

El análisis sociológico del aprendizaje de la medicina se ha enfocado, sobre todo, en comprender cómo los estudiantes asimilan una serie de roles y adquieren un conjunto de conocimientos propios del médico (Good y Del Vecchio, 1993, pp. 81-107). Esta perspectiva está emparentada con aquella que considera la actividad médica como un evento centrado en las capacidades cognitivas del profesional. Desde un enfoque más antropológico, que se pregunta por las dimensiones fenomenológicas del aprendizaje y por el ejercicio médico, debe incluirse la manera como se construye tanto el objeto de conocimiento médico como el experto mismo, en particular en aquellos escenarios donde se encuentran ese conocimiento y ese experto, así como la experiencia, el raciocinio y las sensibilidades del médico. En términos de Good y Del Vecchio (1993) la tarea consiste en comprender cómo "los objetos de la mirada médica son construidos, cómo los sujetos de dicha mirada —estudiantes y médicos— son reconstituidos en el proceso, y cómo las formas distintivas de su racionamiento acerca del mundo son aprendidas" (p. 83).

Desde este enfoque, el aprendizaje de la medicina no solo implica la adquisición de una importante cantidad de conocimientos técnicos, sino que es un proceso en el que el neófito va transformando su manera de ver, escuchar, hablar y pensar (Good, 2003), a la par que participa de forma activa en el aprendizaje de los objetos con los que tendrá que lidiar en adelante (Prentice, 2013; Martínez, 2016). Esta clase de aprendizaje subraya el hecho de que una perspectiva centrada exclusivamente en cómo se adquieren algunos conocimientos validados como ciertos, oculta el proceso paralelo, y así mismo constitutivo, de la emergencia de las habilidades y experiencias que permiten que el estudiante se transforme de verdad.

En las últimas tres décadas un importante número de trabajos ha encontrado inspiración en el campo transdisciplinar de los estudios de la ciencia y la tecnología (ECT). Una vertiente importante de los ECT, particularmente relacionada con la teoría actor-red, utiliza de forma activa metodologías etnográficas, porque considera que el trabajo científico y técnico se da de manera situada y práctica. Ahora bien, este tratamiento etnográfico se caracteriza por considerar también de modo activo el papel de una cantidad de actores variopintos "no humanos" o "más que humanos", *actantes*, en la versión más tradicional de Bruno Latour (1992; 2007; 2008). En términos de Annemarie Mol (2002), la observación y participación etnográfica en escenarios científicos y técnicos jamás debe "olvidarse de los microscopios", esto es, debe tener en cuenta que otros actores —no todos ellos humanos— desempeñan un papel central en la producción tanto del conocimiento como de la realidad bajo estudio. Además, desde esta perspectiva no solo hay que preguntarse sobre cómo piensa el experto, en este caso el médico, sino también sobre cómo hace lo que hace. En otros términos, el énfasis reside en las prácticas (Lock, Young y Cambrosio, 2000, pp. 7-11). Por ello se analizan las condiciones materiales y sociales de la producción científica y técnica, así como el surgimiento práctico de la realidad que se estudia y se interviene (Casper y Koening, 1996; Mol, 2012; Sismondo 2010). Siempre el interés es dar cuenta de las prácticas cotidianas de los sujetos en espacios concretos (Hogle, 2002; Latour, 2001; Latour, 2007; Law, 2004; Mol, 2002), sin olvidar la máxima de que es imposible separar el conocimiento de la experiencia (Martínez, 2016).

La historia clínica y el estudiante de Medicina

En el cuarto piso del centro de prácticas de la Universidad de los Andes, los pequeños salones se denominan escenarios del aprendizaje basado en problemas (*problem-based learning* [PBL]). Se trata de una pedagogía enfocada en el estudiante, según la cual, a partir de problemas puntuales, un grupo pequeño de aprendices de médicos guiado por un tutor debe identificar aquellos conocimientos que requiere para solucionar los problemas que se presentan en las sesiones. El PBL es solo una más de las innovaciones con las cuales, en el plano local, la Facultad de Medicina de la Universidad de los Andes ha transformado la enseñanza médica. En los salones donde se lleva a cabo el PBL, al igual que en el laboratorio de simulación, se celebran las sesiones con pacientes estandarizados. Se trata de simulaciones de un encuentro médico-paciente en las que un actor profesional hace las veces de enfermo y el estudiante debe desarrollar la historia clínica completa del caso, en un espacio que emula una consulta médica.

Para nosotros, como etnógrafos de las prácticas médicas, estos espacios son también un laboratorio en el que podemos observar con mucho detalle la manera como el diagnóstico emerge en la actividad. Por ello, aquí no analizaremos la práctica pedagógica, sino que la utilizaremos como un dispositivo etnográfico mediante el cual analizaremos aspectos de la práctica clínica que podrían pasar desapercibidos en escenarios menos controlados y observables.

Es mucho lo que un etnógrafo puede observar y pensar en una sesión con pacientes estandarizados y acerca de las historias clínicas elaboradas por los estudiantes de noveno semestre de medicina, que ya han hecho su entrenamiento en semiología (en quinto y sexto semestre del programa), y que ya han rotado por diferentes servicios asistenciales (en séptimo, octavo y noveno semestre). Por tanto, estos estudiantes ya saben hacer historias clínicas y tienen algo de experiencia sobre cómo se piensa un caso en el ámbito clínico. Se trata de sesiones pedagógicas en las que la historia clínica emerge lenta y reflexivamente, lo que permite un registro etnográfico más certero. La sesión sirve, además, para subrayar algunos aspectos de la entrevista clínica que el currículo de la Facultad de Medicina considera relevantes, tal como se presentó en el primer capítulo de este libro.

A continuación, se muestra una reconstrucción etnográfica de una sesión con un paciente estandarizado y seis estudiantes de noveno semestre. Pretendemos realizar una reflexión sobre algunos elementos ya analizados en otros capítulos de este libro, pero desde una perspectiva distinta.

En un cubículo del centro de prácticas se ha instalado una mesa, con dos asientos a cada lado. Enfrente hay una cámara de video que registra toda la puesta en escena de una estudiante de medicina y del actor-paciente. La estudiante, que luce su reluciente bata blanca, con la cual señala su membrecía al establecimiento médico y, por tanto, asume el papel de "médica", abre la puerta del recinto. Ingresa entonces su "paciente", con aire de inequívoca suficiencia, quizá al percatarse de la juventud de su entrevistadora:

Doctora: Buenos días, ¿cómo estás?, yo soy M., soy estudiante de noveno semestre, te voy a atender el día de hoy. Bueno, claramente estás enfermo. ¿Cómo has estado? ¿Qué es lo que sientes?

Paciente: Estoy un poco cansado, pero vengo porque tengo como carraspera. [El actor habla simulando ronquera durante toda la entrevista].

Doctora: Entonces, antes de empezar la historia clínica *como tal*, necesito unos datos de identificación. *Me regalas tu nombre y apellido*. [M. pregunta, además, por la edad, la fecha de nacimiento, su ocupación].

Paciente: [Responde las preguntas iniciales y continúa]. Yo soy músico, tengo un trío con mi compadre.

Doctora: ¿Y *cantas o tocas algún instrumento*?

Paciente: Canto y toco los timbales. Pero es que ya tengo la garganta un poco jodida.

Doctora: ¿Y desde hace cuánto *vienes* con ese dolor de garganta?

Paciente: Anoche se me complicó, pero cuánto... ¿cómo cinco días, mi hermano? [le pregunta a su acompañante, quien asiente].

Doctora: ¿Y cómo empezó? Cuando te empezó, ¿qué sentiste?

Paciente: Siento la carraspera que me sube y me baja.

Doctora: ¿Es como tos?, ¿ganas de toser?

Paciente: Toser... [tose], es una tos seca.

Doctora: Tos seca. Y ¿has tenido fiebre?

Paciente: Siento como moco, mucho moco.

Doctora: ¿Por la nariz? [El paciente asiente]. *Okey*. ¿Escalofrío?, ¿dolor en los huesos, en los músculos?

Paciente: Me duele al pasar alimentos. Antes de cantar estaba haciendo gárgaras con agua de panela y leche tibia.

Doctora: ¿Y no se te quita?
Paciente: Sí, me sirve para recuperar la voz.
Doctora: ¿Has podido cantar gracias a esos remedios?
Paciente: [Ronquea]. Ahora se me complicó porque antes sí podía.
Doctora: ¿Empezó con dolor o también con la *disfonía*?
Paciente: Con una carraspera acá que me subía y me bajaba.
Doctora: Pero ¿con dolor de garganta?
Paciente: Sí, cuando pasaba alimentos.
Doctora: Cuando pasabas alimentos, *okey*. Y desde anoche estás peor, ¿cierto?
Paciente: Anoche, después del toque.
Doctora: ¿Has tenido diarrea, dolor de estómago?
Paciente: No, más bien me da es como estreñimiento.
Doctora: ¿Dolor de cabeza?
Paciente: Poco, poco. Yo me concentro en la música y ya se me pasa.
Doctora: ¿Y has tomado algo más aparte del agua de panela y la leche tibia?
Paciente: Nada más. Aguardiente... y nada más.
Doctora: Aguardiente y nada más. *Okey*. Voy a preguntar un poquito sobre *los antecedentes*, para saber si has tenido otras enfermedades importantes en tu vida. [M. pregunta por los antecedentes médicos, el paciente le indica que tuvo varicela a los seis años y dice que tuvo "ascenso testicular"].
Doctora: ¿Te refieres a que te hicieron una cirugía para ello?

[El paciente asiente y luego M. pregunta cuándo fue, también indaga sobre medicamentos y hospitalizaciones. A continuación pregunta por lo que ella llama "hábitos". Se entera de que el paciente fuma y consume alcohol. El paciente, al hablar de alcohol, le comenta otros detalles de su trabajo, le da una tarjeta de su grupo vallenato. La doctora se ríe, pero rápidamente pasa a otros detalles, como dónde vive el paciente, con quién, y otros datos sobre la alimentación y el ejercicio. El paciente habla en detalle sobre sus comidas y tose de manera ocasional].

Doctora: Bueno, te voy a hacer *un último set* de preguntas sobre los *síntomas* que hayas experimentado más o menos en el último mes. ¿Has tenido problemas de visión?, ¿dolores de cabeza?

Paciente: Pero por el guayabo.

Doctora: ¿Has tenido en el último año dolor de garganta o gripa?

Paciente: Sí, me ha dado, ya como dos veces que me ha dado, porque en el apartamento donde estamos ahora hace más frío.

Doctora: ¿Hace cuánto te mudaste?

Paciente: Como siete meses.

Doctora: Y en estos siete meses, ¿cuántas veces has tenido gripa?

Paciente: Como dos veces.

Doctora: Dos veces más o menos.

Paciente: La primera no tenía trabajo y se me pasó en la casa, pero ahora con los toques, *necesito que me des algo*, una medicina, para que se me quite esto.

Doctora: ¿Cuándo tienes el siguiente toque?

Paciente: Pasado mañana.

Doctora: Bueno, ahorita te damos unas recomendaciones para ver qué logramos, listo. Resumiendo un poco, tienes un dolor de garganta sobre todo al pasar alimentos, tienes dificultad para hablar, se te va la voz, no has tenido fiebre, dolor en los músculos ni otros síntomas.

Hasta el momento, la estudiante ha completado la anamnesis de su caso. El orden de las preguntas no sorprende si se sabe que la historia clínica se enseña como un procedimiento que sigue determinadas fases y se repite de la misma forma en cada encuentro clínico. Inicia con la identificación general, luego consigna el motivo de consulta o queja principal del paciente, y la enfermedad actual, profundizando en las particularidades de esa dolencia. Luego, la médica continúa indagando para enterarse de aquellos antecedentes que puedan ser relevantes, para finalizar esta parte de la historia con la revisión por sistemas, en la cual se pregunta por otros síntomas que podrían ser importantes y cuya relación con el motivo de consulta puede no ser advertida por el paciente.

En la entrevista, a pesar de que es el paciente quien brinda la información, es la médica la que puntualiza y controla cada uno de los pasos que la conforman. De esta manera se establece una rutina en la consulta médica, que se ve reflejada en la organización consecuente de la historia clínica. Esta rutina se puede resumir en cuatro letras que "marcan" los cuatro tiempos de la consulta y que se representan de forma escrita en la historia, así: S (subjetivo), O (objetivo), A (análisis) y P (plan de tratamiento).

En el ejemplo, en la parte subjetiva, la doctora recoge los síntomas que motivan la consulta del paciente y los antecedentes de su enfermedad actual. Cuando empieza la revisión por sistemas y otros síntomas de la enfermedad que pudieron escapar de la atención de su paciente, la doctora pasa al examen físico (objetivo), que espera desemboque en un diagnóstico (análisis) y en un plan de tratamiento. Estas dos últimas fases están apenas esbozadas en el diálogo transcrito, aunque la doctora ya ha puesto sobre la mesa la categoría nosológica "disfonía" (del griego *dysphonia*, 'trastorno cualitativo o cuantitativo de la fonación por causas orgánicas o funcionales', según recoge el Diccionario de la Real Academia Española). Para el paciente, desde luego, esta disfonía es solo una "carraspera".

Hay, sin embargo, otra dimensión importante para señalar en la anterior puesta en escena del caso del paciente estandarizado. Si el lector se remite de nuevo al texto transcrito, verá que hemos utilizado el recurso de destacar con itálicas ciertas partes, ello no es azaroso. La médica utiliza en su interrogatorio ciertas modalidades lingüísticas propias de su grupo generacional o etario. Por ejemplo, habla de "como tal"; inició su práctica clínica indicando que va a hacer una "historia como tal", una muletilla muy común que funciona como un deíctico identificativo de juventud, de informalidad, y que le permite establecer un vínculo con su paciente.

Tal estrategia se refuerza con el hecho de que la estudiante realiza toda la entrevista empleando un lenguaje coloquial. No usa el *usted* sino el *tú* a lo largo de todo el encuentro intersubjetivo que implica la consulta médico-paciente. En esta dirección aparecen otras expresiones coloquiales, típicas de las formas de hablar —en este caso, de preguntar— de los colombianos en sus interacciones cotidianas: "me regalas tu nombre" (en cambio de expresiones como "indíqueme su nombre", "cuáles son sus nombres y apellidos" o expresiones similares, que en todo caso, en nuestro medio, se asumen en un contexto más rígido de interrogación).

De estas observaciones se colige que las estrategias narrativas empleadas en el interrogatorio escenificado muestran expresiones sociolingüísticas específicas. En estas estrategias se pone de presente cómo seres humanos concretos, en situaciones sociales concretas, emplean ciertos recursos retóricos que juzgan apropiados para las circunstancias específicas. Por ejemplo, recursos para establecer una cierta comunicabilidad y familiaridad entre las partes, recursos para hacer que la atmósfera de la entrevista sea más o menos distendida y recursos para lograr que la parte interrogada suministre toda la información pertinente, entre otros.

De esta manera, la estudiante no solo está produciendo información con su paciente[3], sino que también está generando una relación en la que ella asume el papel de médica, y el que llega

3 No decimos acá "obtener información de", porque nos interesa insistir en que en el momento en el que se hace la historia clínica surge también el caso clínico. Los médicos no *sacan* datos, sino que los producen con sus pacientes. El paciente, a su vez, no brinda una

a la consulta, el de paciente, relación que, precisamente, permite la historia y el diagnóstico. Muchas de estas estrategias mediante las cuales se establece el lazo forman parte de una práctica que debe atenderse con cuidado, tanto para lograr el diagnóstico que está emergiendo en la relación clínica, como para la relación médico-paciente que se está formando.

De hecho, en esta asignatura en particular, los profesores prestan incluso más atención a cómo, por medio de la historia clínica, se establece un lazo terapéutico más fiable que el diagnóstico en sí mismo. La estrategia del paciente estandarizado permite, en el espacio seguro de la enseñanza, que por un momento se separen ambos elementos con el fin de prestar atención a los aspectos de la comunicación que se han destacado a lo largo de este libro. Por ello, la retroalimentación en estas sesiones está dada en términos de la entrevista, de la empatía, del *rapport* generado, de las múltiples dimensiones observadas. A nuestro modo de ver, de esto también se trata la atención centrada en la persona: reconocer que la buena clínica solo es posible en una relación que, sin dejar de diagnosticar, se preocupa también por el vínculo en el que el diagnóstico emerge, tal como se mencionó en el segundo capítulo[4].

---

información que sabe, sino que, en la medida en la que responde, va apareciendo sobre su propio caso. Como es bien conocido en el medio, los médicos —y otros pacientes informados, cada vez más numerosos gracias a prácticas como la de buscar en Google los propios síntomas— tienden a ser pacientes difíciles, precisamente porque pretenden saber lo que les sucede, antes de que la pregunta les enseñe a ambos, médico y paciente, algo nuevo sobre la realidad que están produciendo en conjunto.

4 De nuevo, la separación aquí descrita es un efecto del método con pacientes estandarizados. En los escenarios de práctica no es tan sencillo disociar el cuidado del diagnóstico del cuidado de la relación. De hecho, cuando se produce un divorcio entre ambos, el paciente de inmediato lo nota, y afecta no solo su experiencia como paciente, sino también su percepción sobre el trabajo del médico, su adherencia al tratamiento y su propio malestar. La idea de "cuidado de la relación" está inspirada en el trabajo de tesis de Mariana Calderón (2018), quien muestra cómo las enfermeras que practican citologías cervicovaginales cuidan del procedimiento como de la relación que lo permite, en el momento de la toma de la muestra.

Elaborar la historia es también elaborar el caso, es darle forma, transformarlo para que sea susceptible de intervención (Berg, 1996, p. 505). El paciente tiene una serie de quejas, muchas veces difusas, que son poco a poco trabajadas mediante las preguntas del médico hasta que se convierten en síntomas, porque incluso estos son el resultado de la colaboración entre ambos. Por eso mismo no se pueden elaborar historias clínicas sin que se establezca, al tiempo, un vínculo entre paciente y médico. Del dolor de garganta, además de la localización, importan las características como experiencia, el tiempo de evolución y cómo ha variado durante ese tiempo. Importa también que el paciente pueda expresarse, que sea capaz de entender lo que le sucede y de participar de la generación del caso. La historia clínica organiza la queja en el tiempo, en el cuerpo, en la relación y en el contexto, por lo cual podemos decir que pone en acción la enfermedad como una entidad que tiene una historia, claro está, natural, de la que da cuenta el paciente y su cuerpo.

En el proceso, el médico escribe, pregunta y lee de nuevo, por lo que nuestro análisis estaría incompleto si no damos un vistazo a lo que esta estudiante escribió sobre su paciente:

> *Identificación*
> Nombre y apellidos: M. R.
> Género: masculino.
> Edad: 25 años.
> Fecha de nacimiento: 4 de abril de 1985.
> Ocupación: músico-cantante.
> Motivo de consulta: disfonía.
> Enfermedad actual: el paciente refiere dolor de garganta, que inició de forma aguda hace cinco días, dolor principalmente cuando deglute, asociado con disfonía desde anoche, cuando estuvo cantando. Asociado al cuadro refiere tos seca, niega haber tenido fiebre, dolor de cabeza, dolor de pecho, de músculos o diarrea. Hace siete meses

presentó un cuadro similar relacionado con la mudanza a un sector más frío. Ha tomado agua de panela para el cuadro actual.

Antecedentes

Personales: canta y toca timbales en un conjunto vallenato. Vive con otros dos compañeros.
Patológicos: varicela a los seis años.
Quirúrgicos: orquidopexia hace dos años.
Hospitalizaciones: asociada a la orquidopexia.
Farmacológicos: niega.

Hábitos

Cigarrillo y tabaco: un paquete diario, con la enfermedad actual ha disminuido de dos a tres cigarrillos al día. No ha contemplado dejar el hábito.
Alcohol: consume doce cervezas el fin de semana, más aguardiente en los "toques".
Ejercicio: no realiza.
Alimentación: no consume frutas ni verduras. Comidas rápidas.
Revisión por sistemas: no refiere nada de importancia.

La historia clínica aún no está completa. Falta que el médico se acerque al cuerpo del paciente y le pregunte otras cosas, que haga del cuerpo parte del caso. En las sesiones con pacientes estandarizados, lo que sigue no puede simular la verdad, pues el actor no puede pedirle a su cuerpo que participe, como sí puede hacerlo un cuerpo enfermo. El examen físico, la sección "objetiva" de la historia clínica, ya está establecido en una hoja de papel, que la estudiante debe solicitarle al paciente, para luego leerla en voz alta, de tal manera que todos los presentes escuchen[5]:

---

5 Usualmente, en los escenarios de simulación, los actores, además de participar en la entrevista en su papel de pacientes, utilizan su cuerpo para simular diferentes enfermedades

Doctora: [La doctora lee los hallazgos del examen físico]. Bueno, vas a tomar acetaminofén, 500 mg cada ocho horas para disminuir los síntomas. Tengas dolor o no debes tomarte el acetaminofén. Es importante que no vayas a tomar bebidas alcohólicas en estos días.

Paciente: ¿Qué pasa si tomo? Yo siempre tomo un poquito de ron antes de cantar.

Doctora: Mejor no... Voy a mandarte Mebucaína, eso te va a dormir un poco la garganta para que puedas cantar. [La doctora brinda a continuación recomendaciones de alimentación, insiste sobre dejar el cigarrillo, al menos mientras el problema continúa. La doctora se percata de que no ha dado un diagnóstico al paciente]. Ah, bueno, entonces lo que te cuento es que tienes faringitis, como te había dicho, para esto lo mejor que tenemos son los antiinflamatorios, y tienes un poco de fiebre, el acetaminofén te va a ayudar a bajar la fiebre, así matamos dos pájaros de un solo tiro.

En un escenario no simulado, en el que el cuerpo del paciente tiene cosas qué decir, en la historia clínica también se organiza esa otra forma de colaboración. Los estudiantes aprenden a hacer su examen clínico en un orden, que es el mismo que se sigue para consignar los hallazgos. De esta manera, se puede decir que la experiencia sensible del médico en contacto con el paciente también es modelada por la historia clínica como procedimiento.

---

y se entrenan para ello. En las actividades objeto de observación no se emplea este recurso, ya que no se encuentra dentro de los objetivos y competencias de aprendizaje del curso de Habilidades de Comunicación, por eso se registra el examen físico en un papel, para que el estudiante cuente con esta información y pueda realizar el análisis de la situación de salud del paciente y el plan de manejo. No podemos, por ende, dar cuenta de la manera como los actores comunican, mediante sus cuerpos, signos clínicos específicos.

El objetivo de la consulta médica, como el de la historia clínica, es llegar a ese punto en el que se resuelve la preocupación del paciente mediante el diagnóstico (análisis) y, sobre todo, se llega a la prescripción (plan de tratamiento). En la historia del ejemplo queda consignado lo siguiente:

> Examen físico: alerta, tensión arterial de 150/80, frecuencia cardiaca de 108, temperatura de 38,5 °C, faringe eritematosa.
> Diagnóstico: faringitis aguda.
> Plan de manejo: se formula acetaminofén de 500 mg, cada 8 horas, durante una semana, y tabletas de Mebucaína para el dolor. Se recomienda dejar de fumar durante el episodio agudo y se llega al acuerdo de dejarlo por una semana y contemplar la posibilidad de disminuir su consumo.

En este ejercicio se hace evidente cómo la elaboración de la historia clínica no solo permite consignar el encuentro médico-paciente sino que le da forma, al participar en la producción de un caso clínico que puede ser objeto de la labor terapéutica específica (Berg, 1996). Al mismo tiempo, hemos visto cómo más allá de la información consignada, mediante la historia clínica se forja una relación terapéutica de cercanía y respeto, que la médica debe cuidar al tiempo que realiza el procedimiento técnico (Calderón, 2018). Por medio del formato mismo, un formato cuya importancia no radica solo en lo que se consigna sino en la manera como ocurre el encuentro médico-paciente, las quejas del paciente, íntimamente embebidas de cotidianidad, se van organizando de un modo que no es aleatorio. El dolor de garganta de un músico, que se vuelve motivo de consulta por el dolor mismo, pero además por sus implicaciones laborales puntuales, se va disponiendo en una temporalidad y espacialidad específicas. El cansancio, que no tiene ningún correlato anatómico y que es lo primero que refiere el paciente, no se incluye en la historia escrita ni en la misma hipótesis diagnóstica que se va desarrollando con la historia. Al mismo tiempo, los síntomas difusos van concentrándose en la garganta, mientras se reconstruye la temporalidad de estos.

Así, muchas de las preguntas se encaminan para ubicar las quejas en el transcurso de la enfermedad, que se calificará como aguda por sus características temporales. A su vez, datos que se recogen en otros momentos pueden alimentar la temporalidad del motivo de la consulta. Es el caso del antecedente de un episodio similar, que no va a nutrir la sección de antecedentes, sino que va a formar parte de la enfermedad actual, con lo cual se relaciona de forma inequívoca con el presente episodio.

La elaboración de la historia también permite entrever el modo como piensa la médica. No es que estos dos procesos estén separados, por el contrario, elaborar la historia le sugiere al médico cómo debe pensar su caso; o dicho de una forma más acorde, los médicos piensan clínicamente al hacer la historia clínica. Como ya lo mencionamos, hay síntomas y quejas que se pasan por alto, mientras que otras se profundizan por medio de preguntas complementarias. En este proceso se va advirtiendo lo que el médico considera relevante. Con sus preguntas, la doctora va *destilando* —para emplear un término de Berg— su caso (Berg, 1996).

Hay muchos síntomas que podrían ser interpretados de otra manera. El paciente, por ejemplo, insiste en que la carraspera "sube y baja", pero tal sensación no recibe un desarrollo en la entrevista por parte de la médica. Por otro lado, esta se concentra en el dolor que experimenta el paciente al pasar alimentos, pregunta varias veces por la posibilidad de fiebre, dolor muscular y de huesos, busca síntomas que le permitan demostrar una hipótesis, que va adquiriendo fuerza y que ubica la enfermedad en el campo de lo infeccioso. Así, poco a poco, la queja se va convirtiendo en faringitis aguda, último diagnóstico que servirá para dar nombre al malestar y para tomar acciones, pues el acetaminofén y la Mebucaína tienen sentido en ese marco diagnóstico y no en otro.

En este proceso de "pensar en acción", la médica ha producido a partir de lo que le pregunta al paciente un caso, reduciendo sus complejidades para poder abarcarlas en el encuentro médico-paciente. Como ya se ha dicho, no puede separarse este proceso de la elaboración misma de la historia clínica. En ese sentido, la historia es una tecnología que le permite a la medicina producir una realidad particular. Su organización produce la faringitis aguda, omitiendo aquellas porciones de la realidad consideradas irrelevantes o irreconocibles mediante el uso de dicha tecnología.

La enfermedad se hace visible y analizable de esta manera, por lo que podríamos también decir, siguiendo a Lynch (1985), que la enfermedad, como los objetos científicos, es un objeto artificial cuya visibilidad depende precisamente de la historia clínica como tecnología. Sin embargo, y esta aclaración es muy importante, con ello no estamos diciendo que el médico inventa la enfermedad. No queremos sustraerle realidad al diagnóstico, porque no pensamos que la nuestra sea una posición relativista: por el contrario, pensamos, al igual que muchos autores inscritos en los ECT, que hay elementos más que humanos que participan de este mismo proceso. Las bacterias y los virus, la fisiología laríngea y un largo etcétera forman parte de los heterogéneos reunidos gracias al ejercicio clínico de la historia. No se puede comprender la enfermedad sin el médico, como tampoco sin el paciente, su cuerpo, sus dolencias, sus particularidades inmunológicas e infecciosas, entre otras.

Como se hace evidente, el proceso no produce cualquier tipo de enfermedad. Por el contrario, produce un caso acorde con la manera como la medicina alopática comprende la enfermedad. La faringitis es una realidad natural, relacionada con la cotidianidad del paciente, pero solo en cuanto esta facilita o explica su aparición (de ahí la importancia del frío o del canto en el caso, pensados como factores que pueden aumentar el riesgo de adquirir faringitis), con una historicidad que parte del inicio agudo, tiene una progresión hacia la disfonía, y unos antecedentes similares en el pasado. Así, nunca una historia clínica alopática llegará a un diagnóstico que no pueda ser entendido desde su propia tecnología.

A modo de conclusión

Es factible pensar que las prácticas de leer y escribir —a las que debemos aquí añadir aquellas de escuchar, preguntar, tocar y examinar— son cruciales en la posibilidad misma del acto médico (Berg, 1996). Son formas materiales y el resultado de los muchos registros de comunicación que hemos venido observando. En este proceso de encausar la queja para convertirla y ajustarla a un marco de referencia específico, susceptible de ser abordada desde la medicina en la elaboración de la historia clínica, ocurren muchas cosas que hemos venido destilando de nuestro registro empírico. A continuación las enumeraremos a modo de recapitulación:

1. Médico y paciente se configuran en el acto de preguntar y contestar, de consignar y ser examinado. Su relación recíproca, aunque asimétrica, es el resultado de la práctica, en este caso, de la elaboración misma de la historia. De hecho, dicha asimetría es fácilmente reconocible cuando se tiene en cuenta quién pregunta y quién responde en este ejercicio, así como quién firma y sella la conclusión en el registro.
2. La historia clínica se enseña como un procedimiento que sigue determinadas fases y se repite de la misma forma en cada encuentro clínico. Pone en acción un orden de pesquisa y de exploración, por medio de la palabra y el cuerpo en la anamnesis y el examen físico. Gracias al registro etnográfico hemos podido ver cómo ese orden implica también la manera en la que el médico piensa su caso. No se puede pensar desde la perspectiva clínica sin repetir el procedimiento.

3. Elaborar la historia es también elaborar el caso clínico, es darle forma haciéndolo susceptible de intervención. Paso a paso, la historia clínica organiza la queja en el tiempo, en el cuerpo y en la relación. Gracias a ella, la enfermedad emerge como una entidad con historia y localización, en un orden anatómico y temporal. El motivo de consulta es destilado para eliminar aquellos elementos que no corresponden a la hipótesis clínica que se va produciendo simultáneamente, mientras que los pasos subsiguientes confirman o descartan esa hipótesis, y hacen participe de ella los antecedentes del paciente, las quejas sobre el resto de su cuerpo, y lo que su cuerpo puede decir mediante el examen físico. Muchas de las palabras del enfermo son traducidas.

En el trabajo de la joven médica puede apreciarse este proceso: el antecedente de un "ascenso testicular" se convierte no solo en un antecedente de otro tipo —quirúrgico— sino en *orquidopexia*, mientras que el "dolor para pasar los alimentos" se vuelve "dolor cuando deglute". Estos términos técnicos son escritos, pero no hablados, es decir, son dispuestos en la historia para establecer un tipo de comunicación con otra clase de actores diferentes al paciente. En el ámbito de la clínica, la historia será leída por otros médicos, enfermeras, auxiliares, terapeutas, por lo que podemos decir que este proceso práctico, que produce la enfermedad en términos médicos y que la dispone para la intervención, también dispone el cuerpo del paciente y su enfermedad para articularlos a la labor práctica de múltiples profesionales en el escenario de la clínica. Así, la historia clínica es también una tecnología que permite coordinar diferentes realidades (Mol, 2002).

De esta manera, los síntomas y malestares del paciente se van ajustando a un tipo particular de narrativa —la misma de la historia clínica— que corresponde a la historia natural de la enfermedad dada. Este proceso no es arbitrario, su objetivo es disponer las quejas, los síntomas y el malestar mismo para la práctica. En palabras de Berg (1996), la elaboración del registro médico "estrecha la plétora de tareas potenciales y datos divergentes en una clara noción de 'qué hacer a continuación'" (p. 505). Una vez más, hay que concluir que es precisamente la práctica, que en el mundo médico implica la respuesta al malestar y la enfermedad, la que determina cómo se organiza y se dispone el quehacer médico (Mol, 2002).

4. Elaborar historias clínicas es también producir vínculos terapéuticos. De forma muchas veces sutil, el médico cuida también de la relación que está entablando con su paciente y de la que depende el diagnóstico. Esta es tal vez una de las enseñanzas centrales del curso de Habilidades de Comunicación: cuidar del paciente como persona forma parte de cuidarlo como paciente.
5. La historia clínica intensifica el encuentro médico-paciente, es su material. La relación médico-paciente está hecha de historia clínica, de sus hojas físicas o virtuales, de sus preguntas y sus respuestas, de lo que allí se incluye y se omite, de las palabras y de las manos, del cuerpo y del síntoma. Por ello, la manera en la que se deviene médico es haciendo historias clínicas, y solo se deviene paciente si se colabora con la elaboración de este particular registro a partir de la experiencia propia y desordenada del propio malestar. Obviamente, sin historia no hay diagnóstico, por lo que una de las muchas herramientas para tratar la enfermedad es también la historia clínica. Tomar en serio la historia clínica, "no olvidarse" nunca de ella, permite entender que la enfermedad no es, por ejemplo, solo bacterias y virus en relación con el organismo del paciente, sino también que es práctica médica y registro, preguntas y respuestas, sensaciones y narraciones: historia clínica en acción.

6. Si se piensa la enfermedad como un *hecho* que es develado y traducido por el médico, es fácil separar la enfermedad del enfermo y del médico. Cierta antropología médica de índole interpretativa ha trabajado el modelo que establece la diferencia entre *disease*, pensada como la realidad natural de la enfermedad, e *illness*, entendida como la experiencia de sufrimiento del enfermo (Kleinman, Eisenberg y Good, 2006). Este modelo pone en acción dicha separación, como si el concepto de *disease* pudiera existir sin el cuerpo y sin la palabra del enfermo, y como si el concepto de *illness* no se viera modulado por el trabajo del experto. Fijarse en la historia clínica en acción permite entender que el diagnóstico es resultado del trabajo conjunto del médico y del paciente, en una relación recíproca, aunque asimétrica. Un vínculo en el que los dos actores humanos están mutuamente interesados en su éxito, y de la que emerge cada uno en su rol (Stengers, 2010).

Nos queda entonces referirnos a la consecuencia más importante de nuestro argumento. El trabajo de la médica del caso que venimos comentando termina con el diagnóstico y la prescripción médica, pero solo momentáneamente. Como ya lo mencionamos, una de las consecuencias de la historia clínica es que permite una serie de comunicaciones con otros profesionales, técnicos y escenarios. Así, cuando el caso clínico lo requiere, la historia es el puente con otros actores y tecnologías que complejizarán el caso y la historia clínica. Se sumarán, por ejemplo, datos de exámenes paraclínicos o evaluaciones de otros especialistas.

Cuando un paciente se encuentra hospitalizado, su historia se alarga tanto como se prolongue su estadía en el hospital. Cada día se suman "evoluciones" en su registro, que siguen el mismo modelo, aunque de forma resumida. Así, el caso clínico va reclutando más y más actores, y va complejizándose. Cada nuevo profesional puede echar un vistazo atrás, y valerse del historial, y del paciente, para hacer nuevas preguntas y para ordenar más intervenciones y exámenes. Paso a paso el caso se va consolidando, haciéndose más incontrovertible.

Por otro lado, en la clínica, el quehacer, cuanto más colectivo y relacional, más real se vuelve (Latour, 2001). Pero mientras el procedimiento clínico esté activo, mientras haya médicos haciendo y actualizando la historia clínica, siempre es posible dudar de las conclusiones alcanzadas, replantear los exámenes y pruebas efectuados y cambiar el presunto diagnóstico. En especial, si el paciente no mejora, otro médico puede volver atrás sobre la sensación de "cansancio", la misma que la médica consideró irrelevante, e incluirla en el proceso, para relacionarla de otra forma con el resto de información, y así cambiar el diagnóstico elaborado.

Dicho de otra manera, mientras la historia clínica esté abierta es posible replantearse el diagnóstico. Este es un hecho muy importante. Un buen médico debe ser capaz de dudar de su diagnóstico, si el caso, es decir la historia, no sigue la evolución esperada. Si pensamos el diagnóstico como un proceso, tendremos que concluir que la enfermedad siempre es una entidad tentativa y abierta; un asunto de *preocupación, atención* y *cuidado* para el médico.

En consecuencia, pensar la enfermedad como un *hecho* no solo oculta el enorme trabajo cotidiano del diagnóstico, sino que es clínicamente peligroso. Por eso los grandes maestros enseñan que cuando un paciente vuelve a consulta por la misma causa, una y otra vez, lo que está mal es el diagnóstico, y la solución es volver a elaborar la historia clínica desde el principio. Muchas vidas se salvan todos los días gracias a que aún se enseña esto en las escuelas de medicina, gesto en el que se puede, de nuevo, apreciar cómo se *cuida* del paciente, se *atiende* y se muestra *preocupación* por él, haciendo historias clínicas.

Por último, dos comentarios finales. Esta reflexión sobre cómo se aprende a hacer historias clínicas sugiere que, en el contexto contemporáneo de la biomedicina, considerar el diagnóstico en su complejidad como un proceso relacional es urgente y necesario. Nuestro propósito final fue dar cuenta, a partir de la evolución de los estudiantes que están apenas aprendiendo, del inmenso trabajo que implica hacer un diagnóstico clínico, que, al ser siempre relacional, está situado, es inmanente, procesual y temporal. Lo que está en juego allí es la manera misma como la medicina produce sus objetos de acción; es la práctica de la clínica, que se soporta en una serie de relaciones que no deben olvidarse en tiempos en los cuales la medicina se basa en la evidencia, en los que se da una creciente intervención de nuevas tecnologías médicas y de una orientación económica de la práctica médica. Entonces, no puede obviarse la importancia de la práctica fundamental de hacer historias clínicas: del hablar y tocar al paciente, del escuchar su queja, de compartir con él su preocupación, de producir en conjunto el diagnóstico.

El segundo comentario es el siguiente: las implicaciones inmediatas del argumento apuntan no solo a nuestro campo conceptual, sino también a escuchar de otro modo las preocupaciones de los médicos cuando se refieren a las complicaciones que producen en su trabajo los sistemas informáticos en los que se transcriben las historias clínicas, o cuando se quejan del poco tiempo que las entidades promotoras de salud (EPS) les permiten dedicar a cada paciente para hacer sus diagnósticos.

Bibliografía

Berg, M. (1996). Practices of reading and writing: The constitutive role of the patient record in medical work. *Sociology of Health & Illness, 18*(4), 499-524.

Calderón, M. (2018). *¿Somos todas Mary Papanicolaou? Una vuelta a la citología desde los haceres cuidadosos de las enfermeras* (tesis inédita de maestría). Universidad Nacional de Colombia, Bogotá, Colombia.

Casper, M. y Koening, B. (1996). Reconfiguring nature and culture: Intersections of medical anthropology and technoscience studies. *Medical Anthropology Quarterly, 10*(4), 523-536.

Foucault, M. (1990). *Historia de la locura en la época clásica.* Ciudad de México: Fondo de Cultura Económica.

Foucault, M. (1997). *El nacimiento de la clínica, una arqueología de la mirada médica.* Ciudad de México: Siglo XXI Editores.

Good, B. (2003). *Medicina, racionalidad, y experiencia: Una perspectiva antropológica.* Barcelona: Ediciones Bellaterra.

Good, B. y Del Vecchio, M. (1993). Learning medicine: The constructing of medical knowledge at Harvard Medical School. En S. Lindenbaum y M. Lock (eds.), *Knowledge, Power & Practice: The Anthropology of Medicine and Everyday Life* (pp. 81-107). Berkeley: University of California Press.

Hogle, L. (2002). Introduction: Jurisdictions of authority and expertise in science and medicine. *Medical Anthropology, 21*(3-4), 231-246.

Kleinman, A., Eisenberg L. y Good. B. (2006). Culture, illness, and care: Clinical lessons from anthropologic and cross-cultural research. *Focus IV,* (1), 140-149.

Latour, B. (1992). *La ciencia en acción: Cómo seguir a los científicos e ingenieros a través de la sociedad.* Barcelona: Labor.

Latour, B. (2001). *La esperanza de Pandora: Ensayos sobre la realidad de los estudios de la ciencia.* Barcelona: Gedisa.

Latour, B. (2004). Why has critique run out of steam? From matters of fact to matters of concern. *Critical Inquiry*, *30*, 225-248.

Latour, B. (2007). *Nunca fuimos modernos. Ensayo de antropología simétrica*. Madrid: Siglo XXI Editores.

Latour, B. (2008). *Reensamblar lo social: Una introducción a la teoría del actor-red*. Buenos Aires: Manantial.

Law, J. (2004). *After Method: Mess in Social Science Research*. Londres y Nueva York: Routledge.

Levi-Strauss, C. (1967). *Antropología estructural I*. Buenos Aires: Eudeba.

Lock, M., Young, A. y Cambrosio, A. (2000). *Living and Working with New Medical Technologies: Intersections of Inquiry*. Cambridge: Cambridge University Press.

Lynch, M. (1985). Discipline and the materiality form of images: An analysis of scientific visibility. *Social Studies of Science*, *15*(1), 37-66.

Martínez, S. (2016). *El cuerpo en anatomización: Práctica, materialidad y experiencia en el anfiteatro médico contemporáneo* (tesis inédita de doctorado). Universidad de los Andes, Bogotá, Colombia.

Mol, A. (2002). *The Body Multiple: Ontology in Medical Practice*. Londres: Duke University Press.

Prentice, R. (2013). *Bodies in Formation: An Ethnography of Anatomy and Surgery Education*. Durham y Londres: Duke University Press.

Sismondo, S. (2010). *An Introduction to Science and Technology Studies*. Sussex: Blackwell Publishing.

Stengers, I. (2010). *Cosmopolitics I*. Mineápolis: University of Minnesota Press.

Taussig, M. (1980). Reification and the consciousness of the patient. *Social Science and Medicine, 14B*(1), 3-13.

Young, A. (1982). The anthropologies of illness and sickness. *Annual Review of Anthropology, 11*, 257-285.

Sobre los autores

Alejandra De Zubiría. Médica egresada de la Universidad de los Andes y especialista en Medicina Interna de la Universidad El Bosque. Docente clínica de la Universidad de los Andes desde el segundo semestre del 2017 y del curso de Habilidades de Comunicación II. Es la directora del pregrado de la Facultad de Medicina de la Universidad de los Andes y médica internista institucional del Hospital Universitario Fundación Santa Fe de Bogotá.

María Teresa Gómez Lozano. Fonoaudióloga de la Universidad del Rosario y magíster en Educación de la Universidad de los Andes. Ha sido profesora por treinta y seis años. Tiene experiencia en educación, en las áreas de gestión, docencia, investigación, acompañamiento y formación de docentes. Sus líneas de investigación contemplan la formación docente, el currículo y la pedagogía, y la educación médica. Ha sido profesora de la Facultad de Educación de la Universidad de los Andes y en la actualidad se desempeña como líder académica de la misma facultad.

Lina María Latorre Ayala. Médica especialista en Medicina Familiar y Epidemiología de la Universidad El Bosque, docente de la Universidad de los Andes. Ha sido profesora por cinco años del curso de Habilidades de Comunicación II. Es médica de atención prioritaria y urgencias del Hospital Universitario Fundación Santa Fe de Bogotá.

Santiago Martínez Medina. Médico de la Universidad Nacional de Colombia, doctor en Antropología de la Universidad de los Andes. Actualmente trabaja en la interface de antropología y estudios de la ciencia y la tecnología. Participó como profesor del curso de Habilidades de Comunicación y como investigador del proyecto "El arte de la palabra en la educación médica: habilidades comunicativas y narrativas en un mundo basado en la evidencia".

Natalia Mejía Gaviria. Médica de la Pontificia Universidad Javeriana, especialista en Pediatría de la Universidad Nacional de Colombia, subespecialista en Nefrología Pediátrica de la Universidad Autónoma de México y doctorada en Ciencias Médicas de la Universidad de Oviedo, España. Es profesora asociada y decana de la Facultad de Medicina de la Universidad de Los Andes. Fue docente del Curso de Habilidades de Comunicación entre el 2016 y el 2018. Es nefróloga pediatra institucional del Hospital Universitario Fundación Santa Fe de Bogotá.

Juny Montoya Vargas. Doctora en Educación por la Universidad de Illinois en Urbana-Champaign (Estados Unidos). Actualmente es profesora titular de la Universidad de los Andes y directora del Centro de Ética Aplicada de esta institución. Entre otras publicaciones, es autora de *El campo de los estudios curriculares en Colombia* (Ediciones Uniandes, 2016).

Elizabeth Moros Reyes. Médica de la Universidad del Norte de Barranquilla, especialista en Pediatría del Hospital Infantil de México Federico Gómez y subespecialista en Medicina Perinatal Pediátrica del Hospital Regional 20 de Noviembre (del Instituto de Seguridad y Servicios Sociales de los Trabajadores del Estado), de la Ciudad de México. Es coordinadora académica de la práctica clínica de la residencia de Pediatría, docente clínica y del curso de Habilidades de Comunicación II en la Universidad de los Andes. Es miembro institucional del Hospital Universitario Fundación Santa Fe de Bogotá.

Aldo Fernando Patiño. Médico cirujano de la Universidad Nacional de Colombia, especialista en Medicina Interna de la Universidad El Bosque, magíster en Medicina Alternativa, Medicina Tradicional China y Acupuntura de la Universidad Nacional de Colombia y en Medicina Funcional (C) del Institute for Functional Medicine. Es internista institucional en el Hospital Universitario Fundación Santa Fe de Bogotá y docente de Semiología, Medicina Interna y Habilidades de Comunicación II, en la Universidad de los Andes. Además, es docente de posgrado de la Universidad El Bosque y de la Universidad Nacional de Colombia.

Andrés Sarmiento Rodríguez. Médico de la Pontificia Universidad Javeriana, especialista en Ginecología y Obstetricia de la Universidad Nueva Granada-Hospital Militar Central. *Fellow* en Medicina Materno-Fetal del St. John's Mercy Medical Center, en Saint Louis, Misuri, Estados Unidos, y especialista en Docencia Universitaria de la Universidad El Bosque. Fue jefe de la Unidad de Medicina Materno Fetal en el Hospital Militar Central y en el Hospital Simón Bolívar. Posteriormente fue jefe del Departamento de Ginecología y Obstetricia de la Fundación Santa Fe de Bogotá. Asumió la decanatura de la Facultad de Medicina de la Universidad de los Andes entre febrero del 2012 y junio del 2018. Actualmente es profesor asociado, participa en el diseño curricular y es docente de los cursos de Ginecología y Obstetricia de la Facultad de Medicina.

Daniel Enrique Suárez Acevedo. Médico cirujano de la Universidad Nacional de Colombia, especialista en Psiquiatría de la misma universidad, magíster en Bioética de la Universidad El Bosque y especialista en Epidemiología de la Universidad del Rosario. Se desempeña como profesor asociado en la Facultad de Medicina de la Universidad de los Andes. Ha promovido el desarrollo de los cursos de Ética y Profesionalismo, Habilidades de Comunicación y Desarrollo Humano.

Elena María Trujillo Maza. Médica cirujana de la Universidad del Rosario, especialista en Medicina Familiar de la Universidad del Valle y magíster en Educación de la Universidad de los Andes. Trabaja como profesora asociada de la Facultad de Medicina de la Universidad de los Andes. Ha participado en el desarrollo curricular de la Facultad de Medicina, promoviendo el desarrollo de los cursos y clases relacionados con las áreas de habilidades de comunicación, atención primaria en salud, salud escolar y salud pública, tanto en pregrado como en posgrado. Desde el inicio de su carrera ha estado involucrada en la docencia y en la investigación en temas de salud y de educación. Actualmente es coordinadora del área de educación de la Facultad de Medicina.

Carlos Alberto Uribe. Profesor del Departamento de Antropología, de la Facultad de Ciencias Sociales, de la Universidad de los Andes. Licenciado en Antropología de la Universidad de los Andes, magíster en Antropología y doctor en Antropología de la Universidad de Pittsburgh, Estados Unidos. Ha sido profesor e investigador de la Facultad de Antropología de la Universidad de los Andes y de la Facultad de Medicina de la Universidad Nacional de Colombia, en el Departamento de Psiquiatría. Es director del grupo de investigación Red de Etnopsiquiatría: Estudios Sociales y de la Cultura, reconocido por Colciencias.

Otras voces

Los docentes

Rafael Acero Colmenares. Médico y especialista en Medicina Interna y Neumología de la Pontificia Universidad Javeriana. Es médico institucional del Hospital Universitario Fundación Santa Fe de Bogotá y profesor asociado de la Facultad de Medicina de la Universidad de los Andes, en donde ha participado activamente en el desarrollo curricular de la carrera. Actualmente es el coordinador de Posgrados de la Facultad.

Carolyn Finck Barboza. Psicóloga de la Universidad de los Andes, doctora en Psicología y Sociología Médica de la Universidad de Leipzig, Alemania. Es profesora asociada del Departamento de Psicología de la Facultad de Ciencias Sociales y directora del Centro de Internacionalización de la Universidad de los Andes.

Juan David Hernández Restrepo. Médico y especialista en Cirugía General de la Pontificia Universidad Javeriana, especialista en Advanced Study in Learning and Teaching del Imperial College de Londres, Inglaterra. Es profesor asociado de la Facultad de Medicina, ha participado en el desarrollo curricular de la Facultad de Medicina de la Universidad de los Andes, en la cual ha sido, además, docente de los cursos de Anatomía, Embriología y Cirugía General. Es cirujano general institucional del Hospital Universitario Fundación Santa Fe de Bogotá.

Luis Jorge Hernández Flórez. Médico de la Universidad Javeriana, magíster y doctor en Salud Pública. Es profesor asociado de la Facultad de Medicina de la Universidad de los Andes y docente de Salud Ambiental.

Jovana Alexandra Ocampo Cañas. Médica de la Universidad Nacional de Colombia, magíster y doctora en Salud Pública de la misma universidad. Es profesora asistente de Salud Pública en la Facultad de Medicina de la Universidad de los Andes.

Constanza Moreno. Médica ortopedista. Es profesora de Clínica de la Facultad de Medicina de la Universidad de los Andes y médica institucional del Hospital Universitario Fundación Santa Fe de Bogotá.

Los egresados

José Sebastián Arias. Médico egresado de la Universidad de los Andes en el 2016. Se desempeña como médico hospitalario de medicina interna en el Hospital Universitario Fundación Santa Fe de Bogotá.

Aldo Beltrán Pérez. Médico egresado de la Universidad de los Andes en el 2016. Es residente de primer año de Pediatría de la Universidad de los Andes, en el Hospital Universitario Fundación Santa Fe de Bogotá.

Laura Bernal Villada. Médica egresada de la Universidad de los Andes en el 2012, magíster en Periodismo de la Universidad de los Andes y especialista en Epidemiología de la Universidad del Rosario. Actualmente se desempeña como *medical advisor cluster* andina del laboratorio farmacéutico AstraZeneca.

Andrés Camilo Cardozo Alarcón. Médico egresado de la Universidad de los Andes en el 2012, magíster en Salud Pública de la Universidad de los Andes. En la actualidad se encuentra finalizando su especialización en Psiquiatría en la Pontificia Universidad Javeriana.

Alicia Londoño Martínez. Médica especialista en Psiquiatría, egresada de la Universidad de los Andes en el 2013. Es *fellow* de psiquiatría de niños y adolescentes de la Universidad de Yale.

Juan David Lozano Rincón. Médico egresado de la Universidad de los Andes en el 2014.

Jonathan Molina. Médico egresado de la Universidad de los Andes en el 2016. Es asistente de investigación en el grupo de investigación en epidemiología Epiandes, de la Universidad de los Andes.

Juan Pablo Moreno Herrera. Médico egresado de la Universidad de los Andes en el 2018. Es líder de entrenamiento médico del Laboratorio Sanofi.

Angélica María Puentes Mojica. Médica egresada de la Universidad de los Andes en el 2015. Actualmente es residente de la especialización en Medicina Familiar de la Pontificia Universidad Javeriana.

Ana Paola Ríos Cabra. Médica con magíster en Salud Pública, egresada de pregrado de la Universidad de los Andes en el 2012. Es coordinadora de investigaciones de terapia cardiorrespiratoria de la Universidad Manuela Beltrán y coordinadora de objetivo de proyecto en la Fundación Cardioinfantil.

Natalia. Médica egresada de la Universidad de los Andes en el 2019. Es asistente de investigación. Manifestó su deseo de permanecer en el anonimato.

Los estudiantes

Mateo Andrade. Estudiante de Medicina de quinto semestre de la Universidad de los Andes.

Miguel Villarreal. Estudiante de Medicina de octavo semestre de la Universidad de los Andes.

Sofía Ramírez. Estudiante de Medicina de octavo semestre de la Universidad de los Andes.

Catalina Meléndez. Estudiante de Medicina de noveno semestre de la Universidad de los Andes.

David Ramírez. Estudiante de Medicina de octavo semestre de la Universidad de los Andes.

Los actores

Consuelo Gacha. Actriz egresada del Teatro La Candelaria, con experiencia y formación en dirección teatral, dramaturgia, dirección de actores, *casting*, cine independiente y producción de piezas audiovisuales.

Julián Páez. Maestro en Arte Dramático, egresado del Teatro Libre, con experiencia en gestión cultural y comunicación. Es profesor en educación media y superior, y se especializa en la aplicación del teatro como herramienta de comunicación asertiva y recuperación terapéutica en procesos psicológicos y psiquiátricos.

Jimena Zuluaga. Actriz y gestora cultural, formada en el Teatro Libre de Bogotá y la Universidad EAN. Tiene experiencia en la aplicación de las artes en la producción de espectáculos de publicidad y es una emprendedora dedicada a aplicar el arte en temas de bienestar y felicidad empresarial.

Asesoría editorial

Adriana Díaz del Castillo H. Investigadora social dedicada a contar historias con propósito. Egresada de Medicina de la Universidad Nacional de Colombia y del magíster de Antropología Médica de la Universidad de Ámsterdam. Es directora y cofundadora de Ensamble Investigaciones.

María Fernanda Olarte Sierra. Etnógrafa y antropóloga de la ciencia. Doctora en Ciencias Sociales y del Comportamiento, y magíster en Antropología Médica de la Universidad de Ámsterdam. Es investigadora sénior en Ensamble Investigaciones.

www.ingramcontent.com/pod-product-compliance
Lightning Source LLC
LaVergne TN
LVHW100249051026
849517LV00006B/2034